Bäche und Flüsse

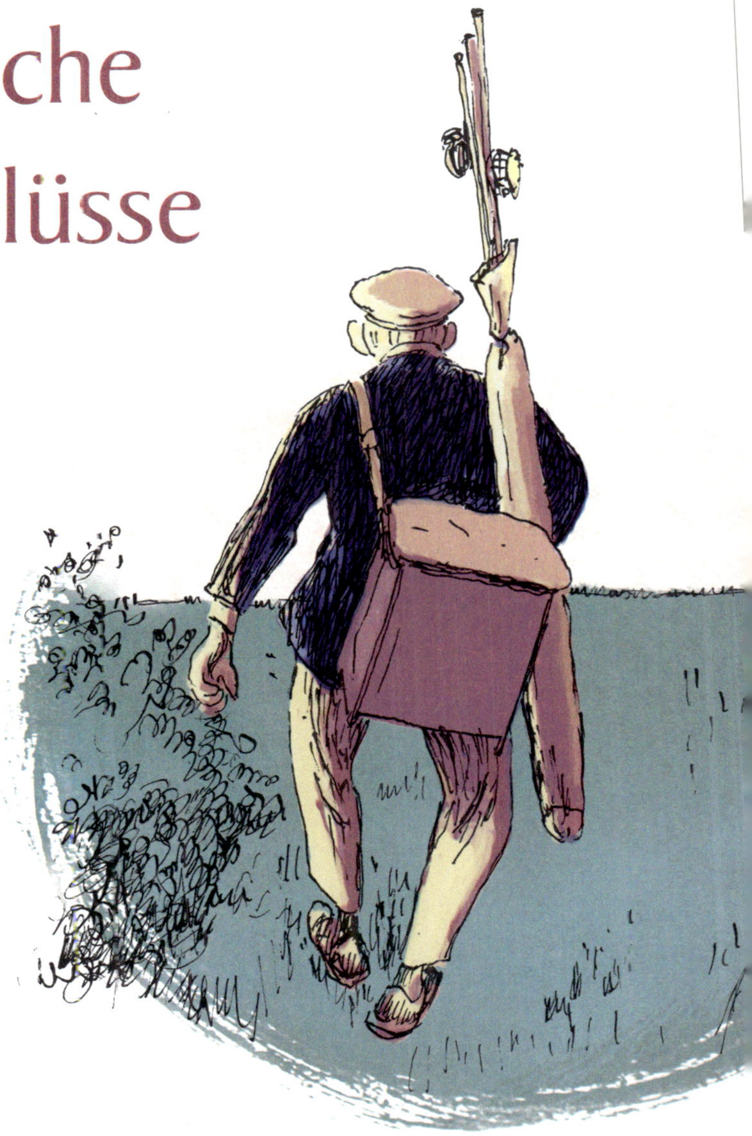

RABATÉ

Bäche und Flüsse

REPRODUKT

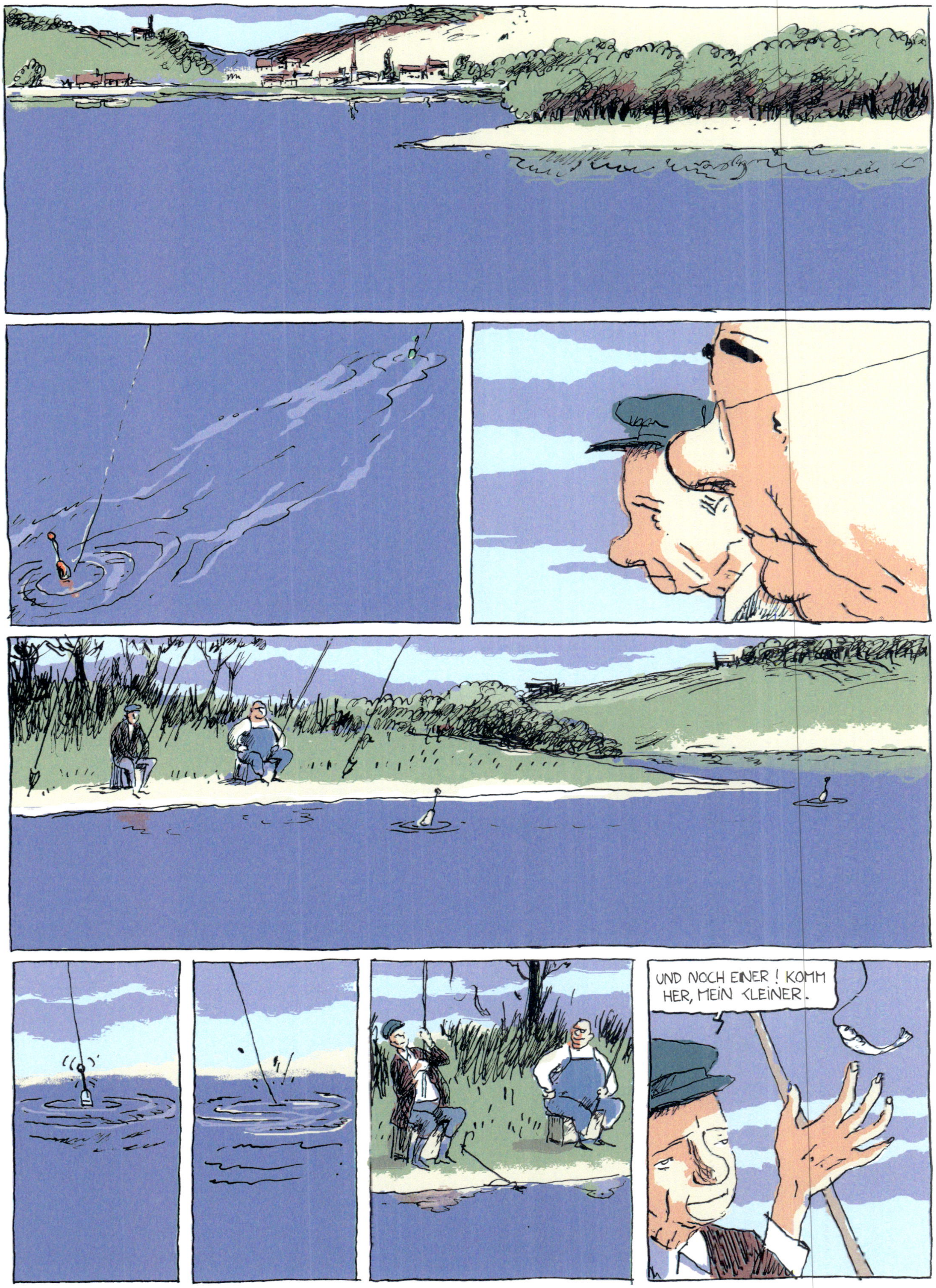
UND NOCH EINER ! KOMM HER, MEIN KLEINER.

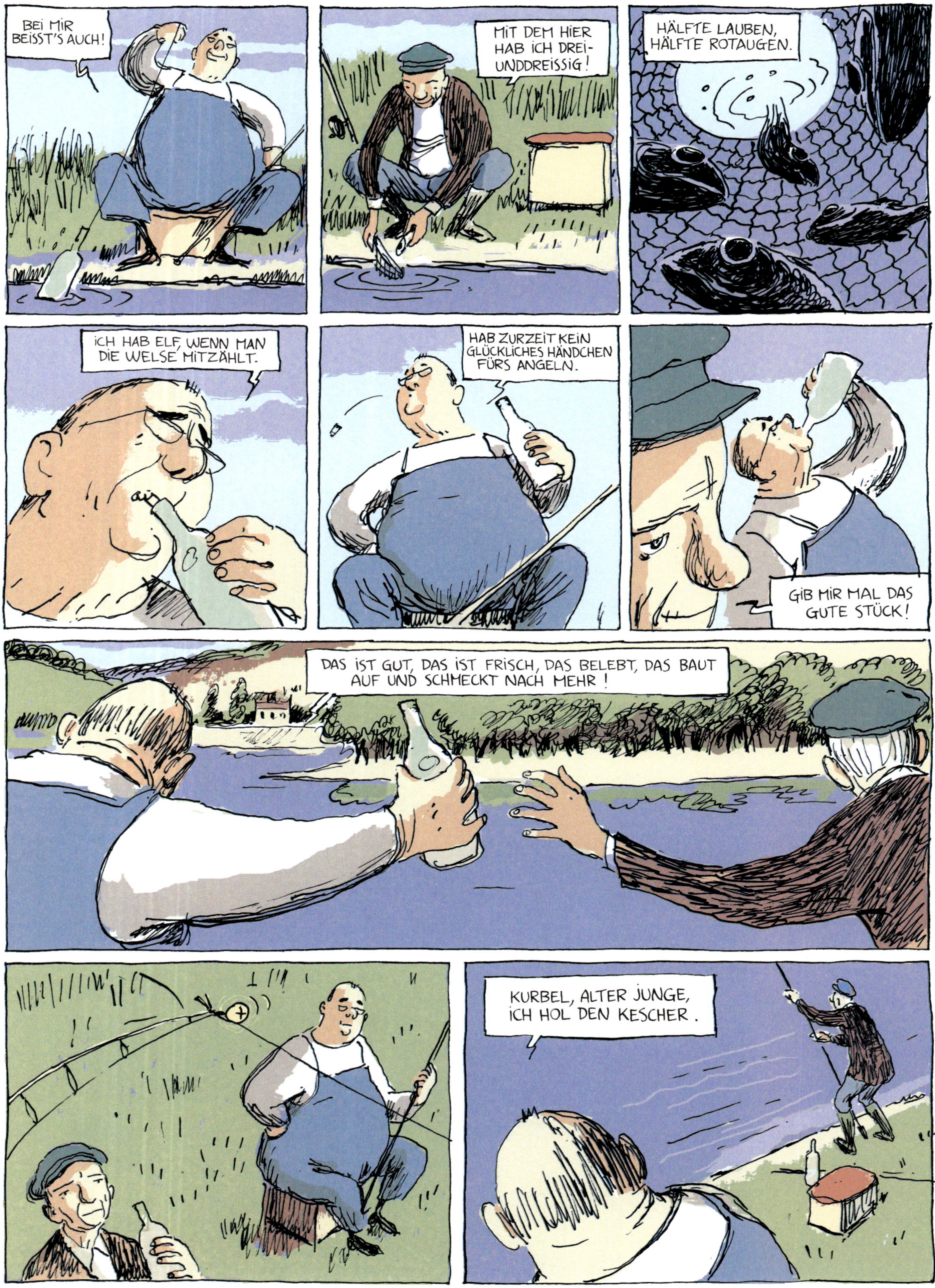
BEI MIR BEISST'S AUCH!
MIT DEM HIER HAB ICH DREI-UNDDREISSIG!
HÄLFTE LAUBEN, HÄLFTE ROTAUGEN.
ICH HAB ELF, WENN MAN DIE WELSE MITZÄHLT.
HAB ZURZEIT KEIN GLÜCKLICHES HÄNDCHEN FÜRS ANGELN.
GIB MIR MAL DAS GUTE STÜCK!
DAS IST GUT, DAS IST FRISCH, DAS BELEBT, DAS BAUT AUF UND SCHMECKT NACH MEHR!
KURBEL, ALTER JUNGE, ICH HOL DEN KESCHER.

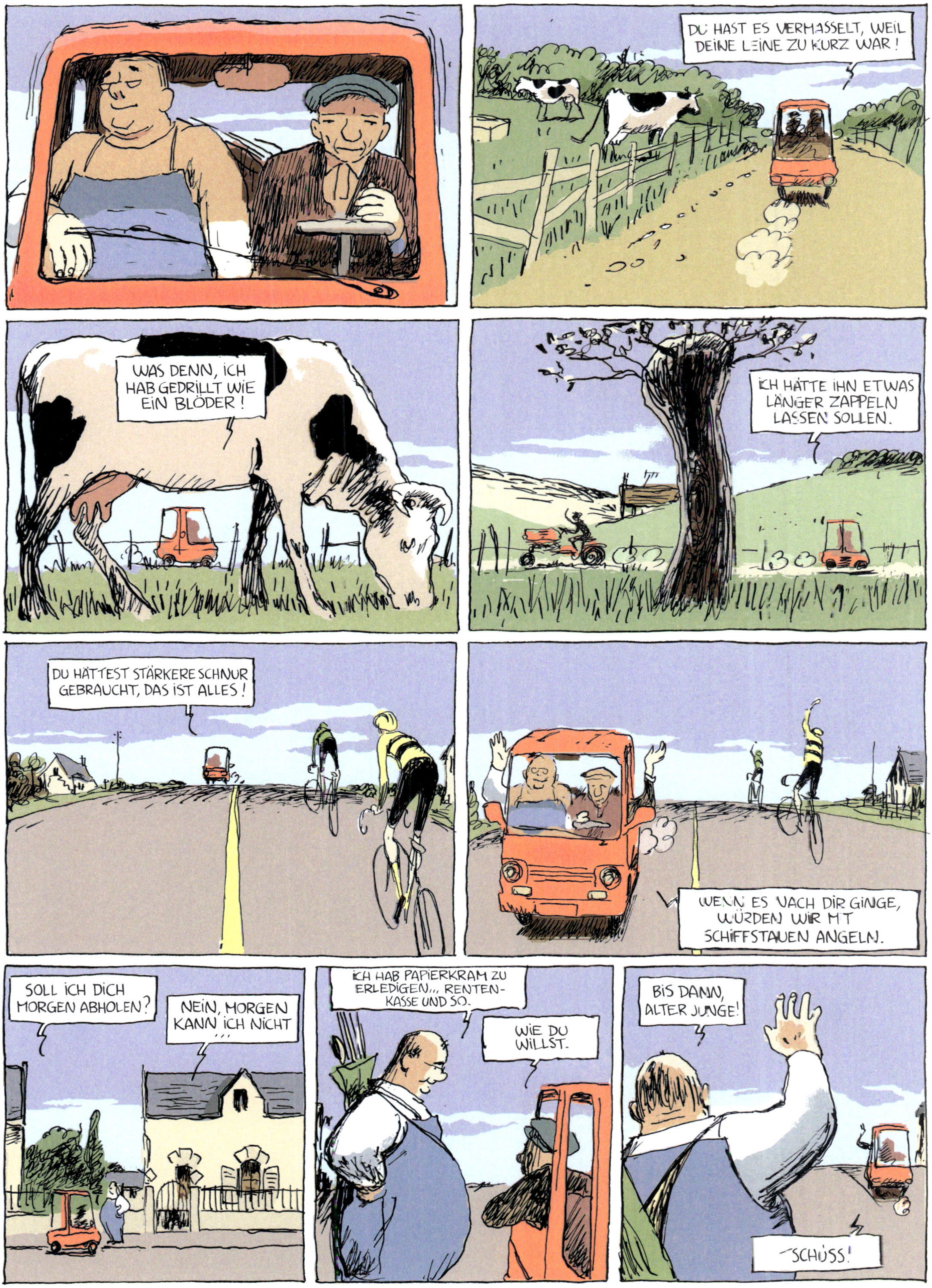
DU HAST ES VERMASSELT, WEIL DEINE LEINE ZU KURZ WAR!
WAS DENN, ICH HAB GEDRILLT WIE EIN BLÖDER!
ICH HÄTTE IHN ETWAS LÄNGER ZAPPELN LASSEN SOLLEN.
DU HÄTTEST STÄRKERE SCHNUR GEBRAUCHT, DAS IST ALLES!
WENN ES NACH DIR GINGE, WÜRDEN WIR MIT SCHIFFSTAUEN ANGELN.
SOLL ICH DICH MORGEN ABHOLEN?
NEIN, MORGEN KANN ICH NICHT...
ICH HAB PAPIERKRAM ZU ERLEDIGEN... RENTENKASSE UND SO.
WIE DU WILLST.
BIS DANN, ALTER JUNGE!
TSCHÜSS!

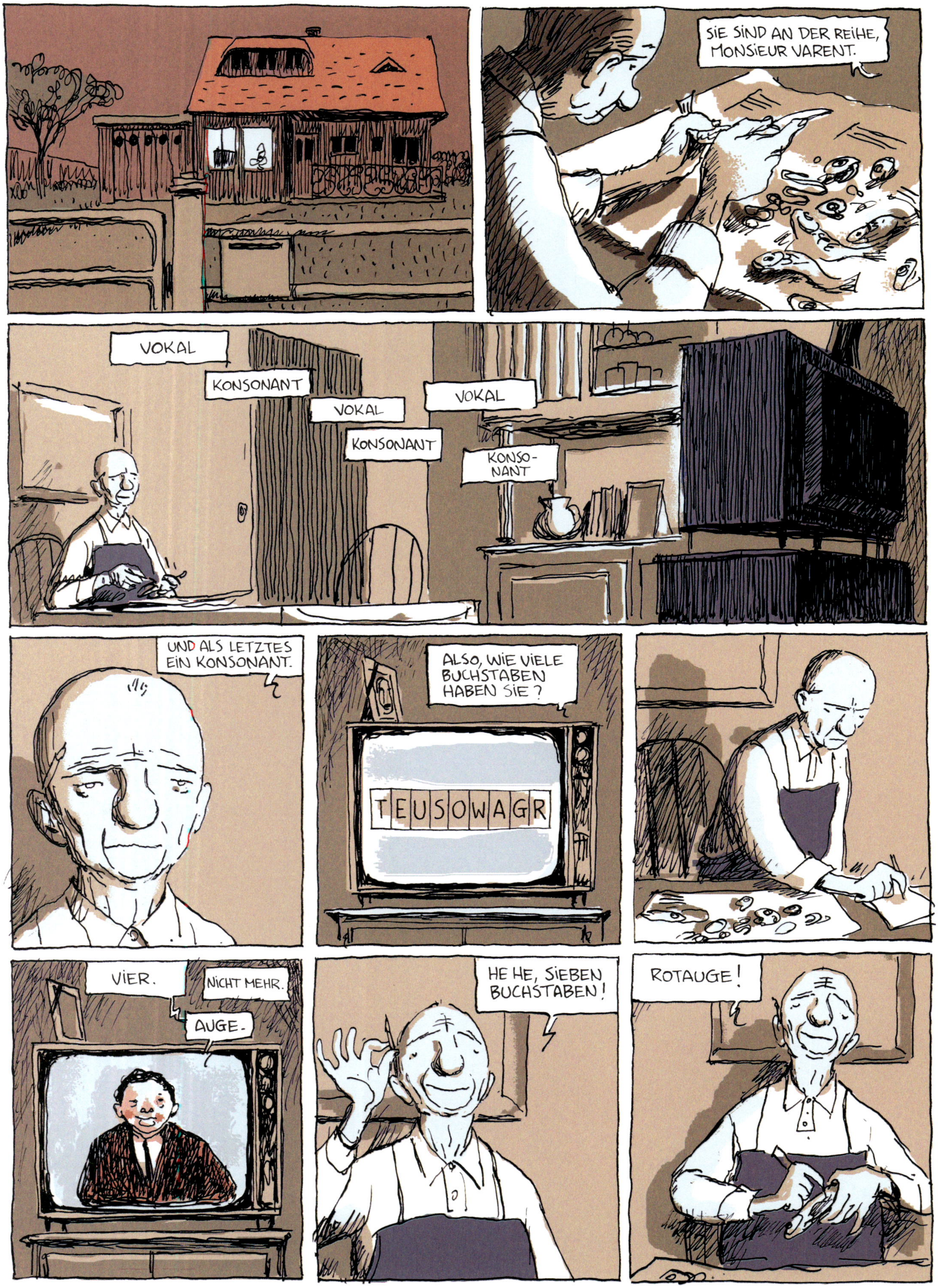

SIE SIND AN DER REIHE, MONSIEUR VARENT.
VOKAL
KONSONANT
VOKAL
KONSONANT
VOKAL
KONSO-NANT
UND ALS LETZTES EIN KONSONANT.
ALSO, WIE VIELE BUCHSTABEN HABEN SIE?
TEUSOWAGR
VIER.
NICHT MEHR.
AUGE.
HE HE, SIEBEN BUCHSTABEN!
ROTAUGE!

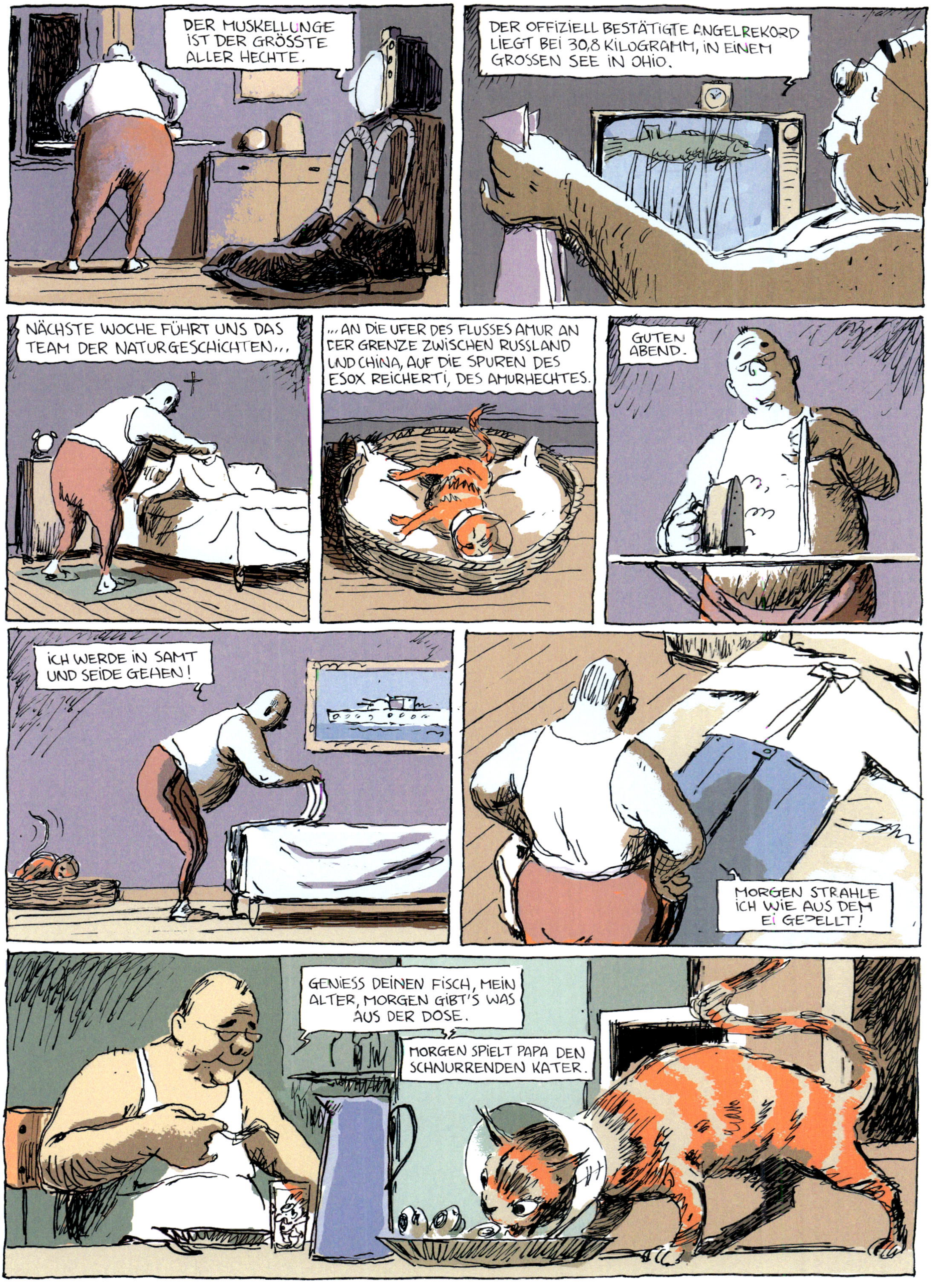
DER MUSKELLUNGE IST DER GRÖSSTE ALLER HECHTE.
DER OFFIZIELL BESTÄTIGTE ANGELREKORD LIEGT BEI 30,8 KILOGRAMM, IN EINEM GROSSEN SEE IN OHIO.
NÄCHSTE WOCHE FÜHRT UNS DAS TEAM DER NATURGESCHICHTEN...
... AN DIE UFER DES FLUSSES AMUR AN DER GRENZE ZWISCHEN RUSSLAND UND CHINA, AUF DIE SPUREN DES ESOX REICHERTI, DES AMURHECHTES.
GUTEN ABEND.
ICH WERDE IN SAMT UND SEIDE GEHEN!
MORGEN STRAHLE ICH WIE AUS DEM EI GEPELLT!
GENIESS DEINEN FISCH, MEIN ALTER, MORGEN GIBT'S WAS AUS DER DOSE.
MORGEN SPIELT PAPA DEN SCHNURRENDEN KATER.

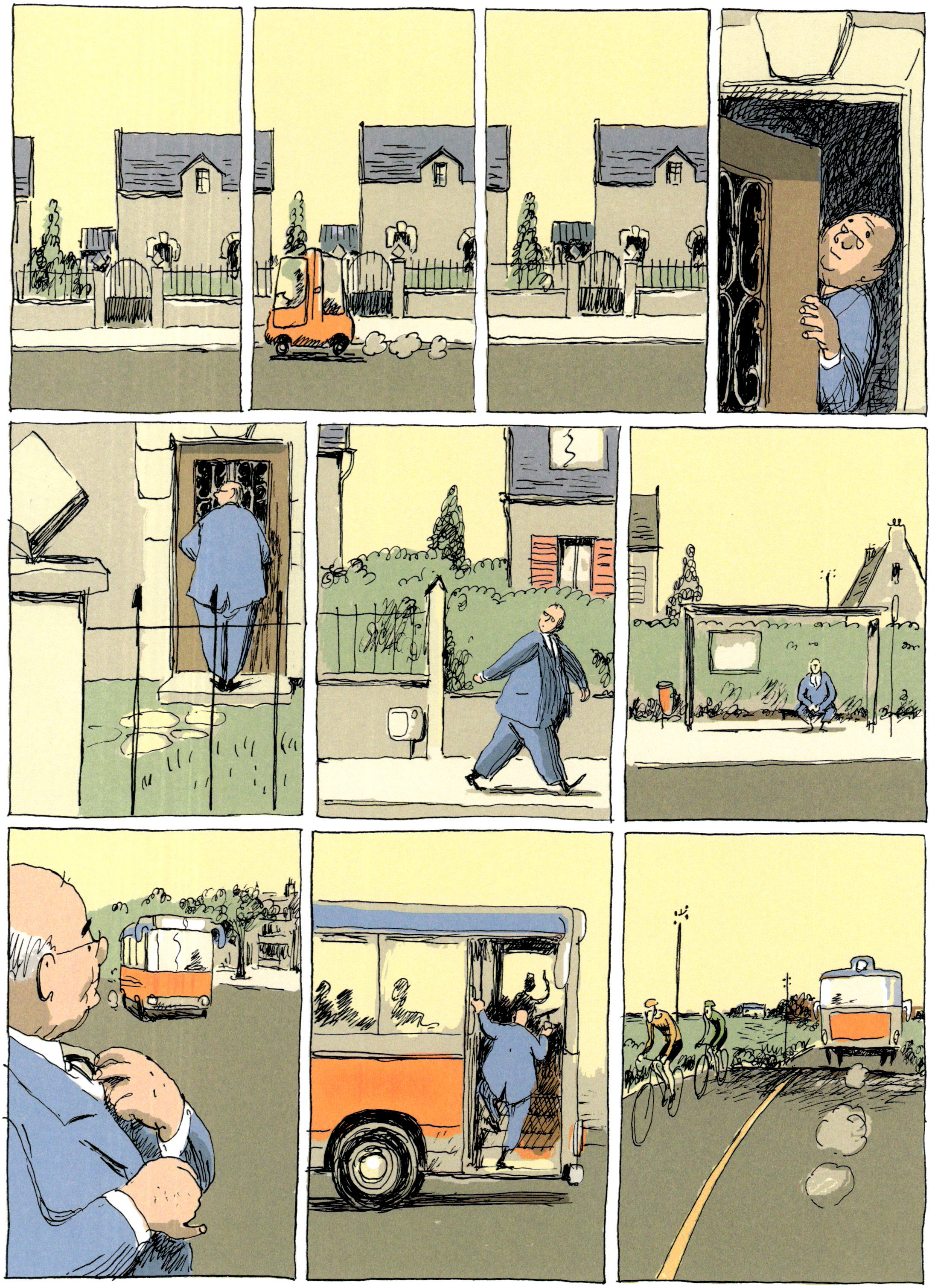

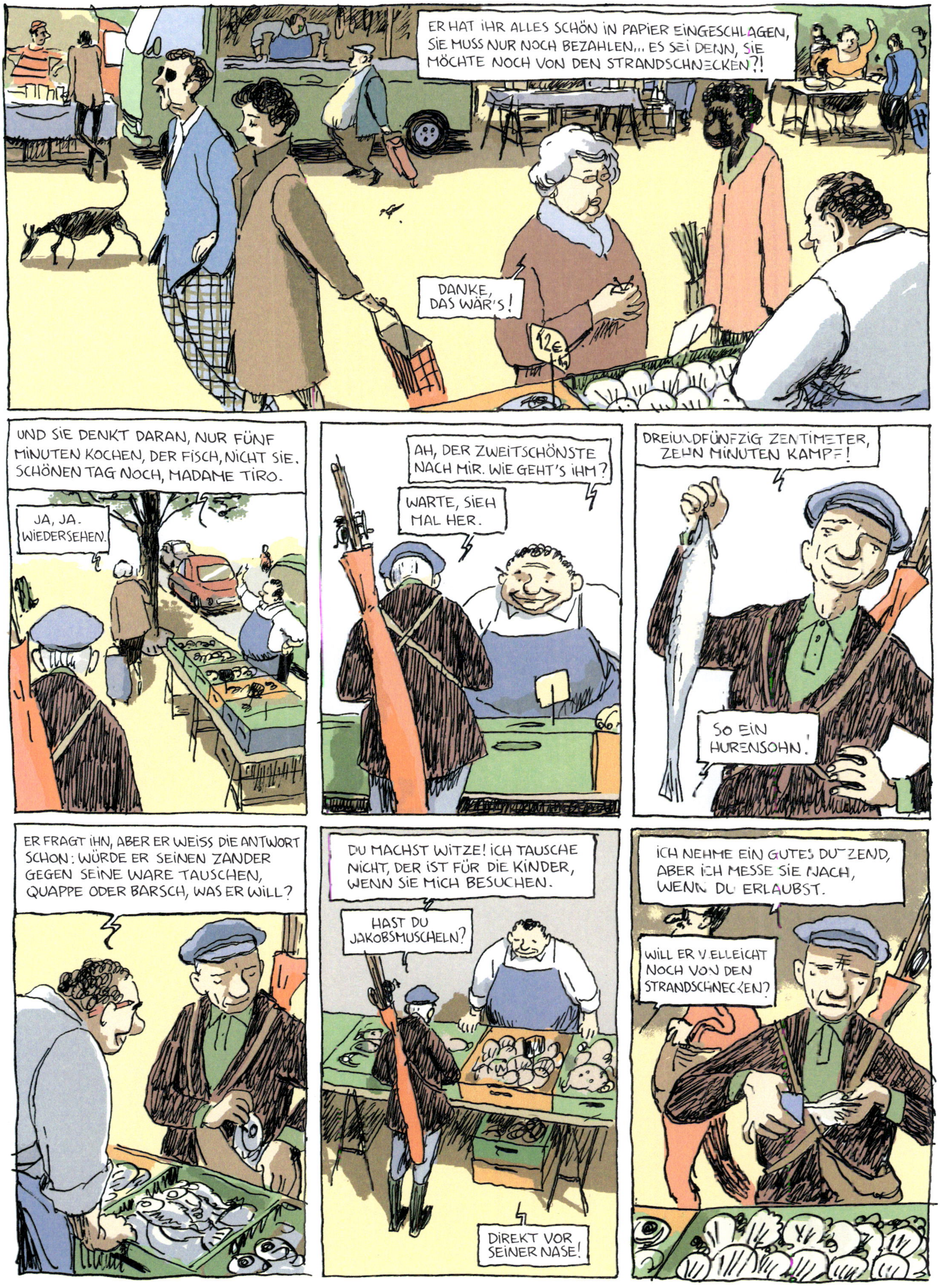
ER HAT IHR ALLES SCHÖN IN PAPIER EINGESCHLAGEN, SIE MUSS NUR NOCH BEZAHLEN,.. ES SEI DENN, SIE MÖCHTE NOCH VON DEN STRANDSCHNECKEN?!
DANKE, DAS WÄR'S!
12€
UND SIE DENKT DARAN, NUR FÜNF MINUTEN KOCHEN, DER FISCH, NICHT SIE. SCHÖNEN TAG NOCH, MADAME TIRO.
JA, JA. WIEDERSEHEN.
AH, DER ZWEITSCHÖNSTE NACH MIR. WIE GEHT'S IHM?
WARTE, SIEH MAL HER.
DREIUNDFÜNFZIG ZENTIMETER, ZEHN MINUTEN KAMPF!
SO EIN HURENSOHN!
ER FRAGT IHN, ABER ER WEISS DIE ANTWORT SCHON: WÜRDE ER SEINEN ZANDER GEGEN SEINE WARE TAUSCHEN, QUAPPE ODER BARSCH, WAS ER WILL?
DU MACHST WITZE! ICH TAUSCHE NICHT, DER IST FÜR DIE KINDER, WENN SIE MICH BESUCHEN.
HAST DU JAKOBSMUSCHELN?
DIREKT VOR SEINER NASE!
ICH NEHME EIN GUTES DUTZEND, ABER ICH MESSE SIE NACH, WENN DU ERLAUBST.
WILL ER VIELLEICHT NOCH VON DEN STRANDSCHNECKEN?

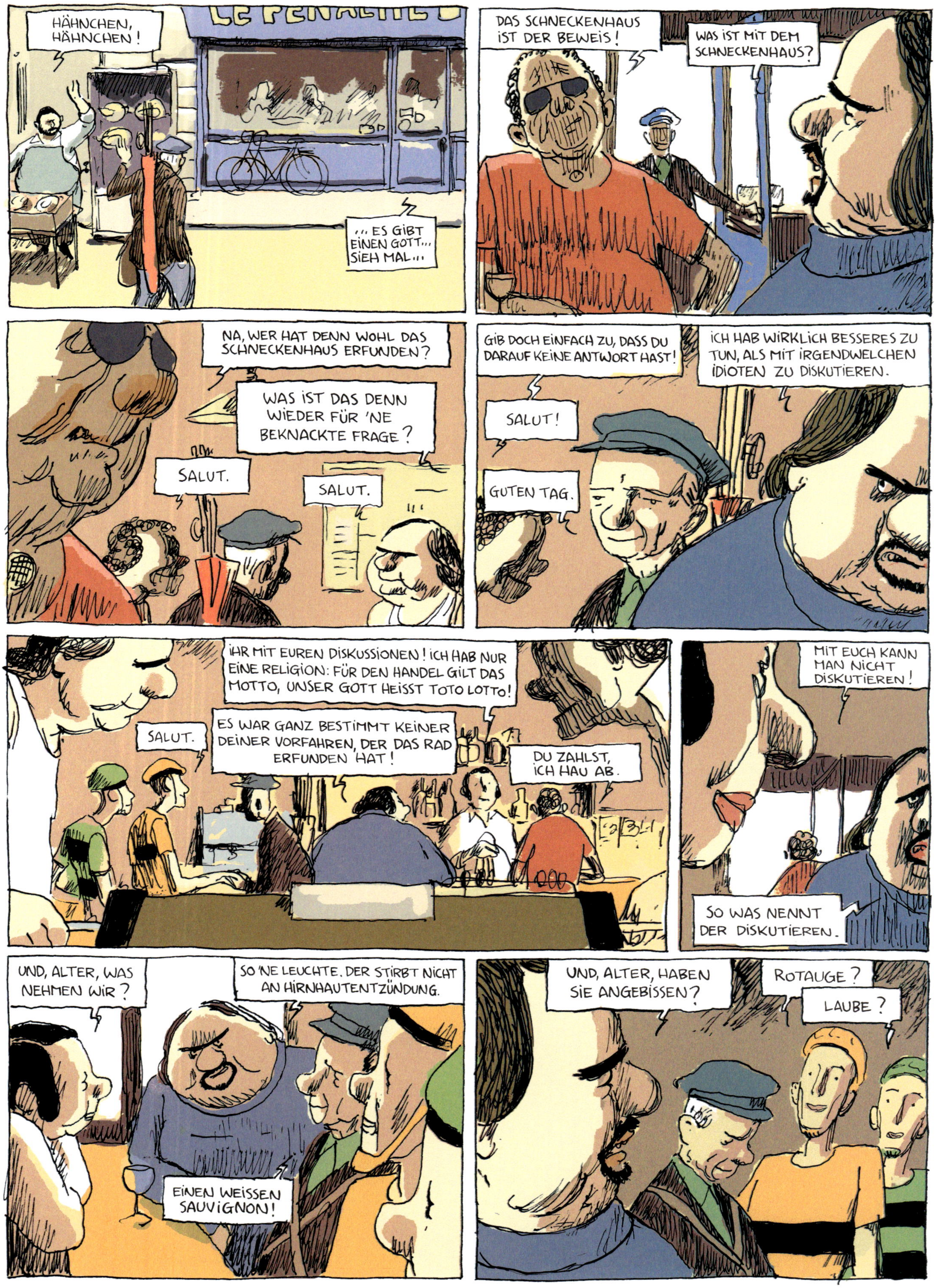

HÄHNCHEN, HÄHNCHEN!
... ES GIBT EINEN GOTT... SIEH MAL...
DAS SCHNECKENHAUS IST DER BEWEIS!
WAS IST MIT DEM SCHNECKENHAUS?
NA, WER HAT DENN WOHL DAS SCHNECKENHAUS ERFUNDEN?
WAS IST DAS DENN WIEDER FÜR 'NE BEKNACKTE FRAGE?
SALUT.
SALUT.
GIB DOCH EINFACH ZU, DASS DU DARAUF KEINE ANTWORT HAST!
ICH HAB WIRKLICH BESSERES ZU TUN, ALS MIT IRGENDWELCHEN IDIOTEN ZU DISKUTIEREN.
SALUT!
GUTEN TAG.
IHR MIT EUREN DISKUSSIONEN! ICH HAB NUR EINE RELIGION: FÜR DEN HANDEL GILT DAS MOTTO, UNSER GOTT HEISST TOTO LOTTO!
SALUT.
ES WAR GANZ BESTIMMT KEINER DEINER VORFAHREN, DER DAS RAD ERFUNDEN HAT!
DU ZAHLST, ICH HAU AB.
MIT EUCH KANN MAN NICHT DISKUTIEREN!
SO WAS NENNT DER DISKUTIEREN.
UND, ALTER, WAS NEHMEN WIR?
SO 'NE LEUCHTE. DER STIRBT NICHT AN HIRNHAUTENTZÜNDUNG.
EINEN WEISSEN SAUVIGNON!
UND, ALTER, HABEN SIE ANGEBISSEN?
ROTAUGE?
LAUBE?

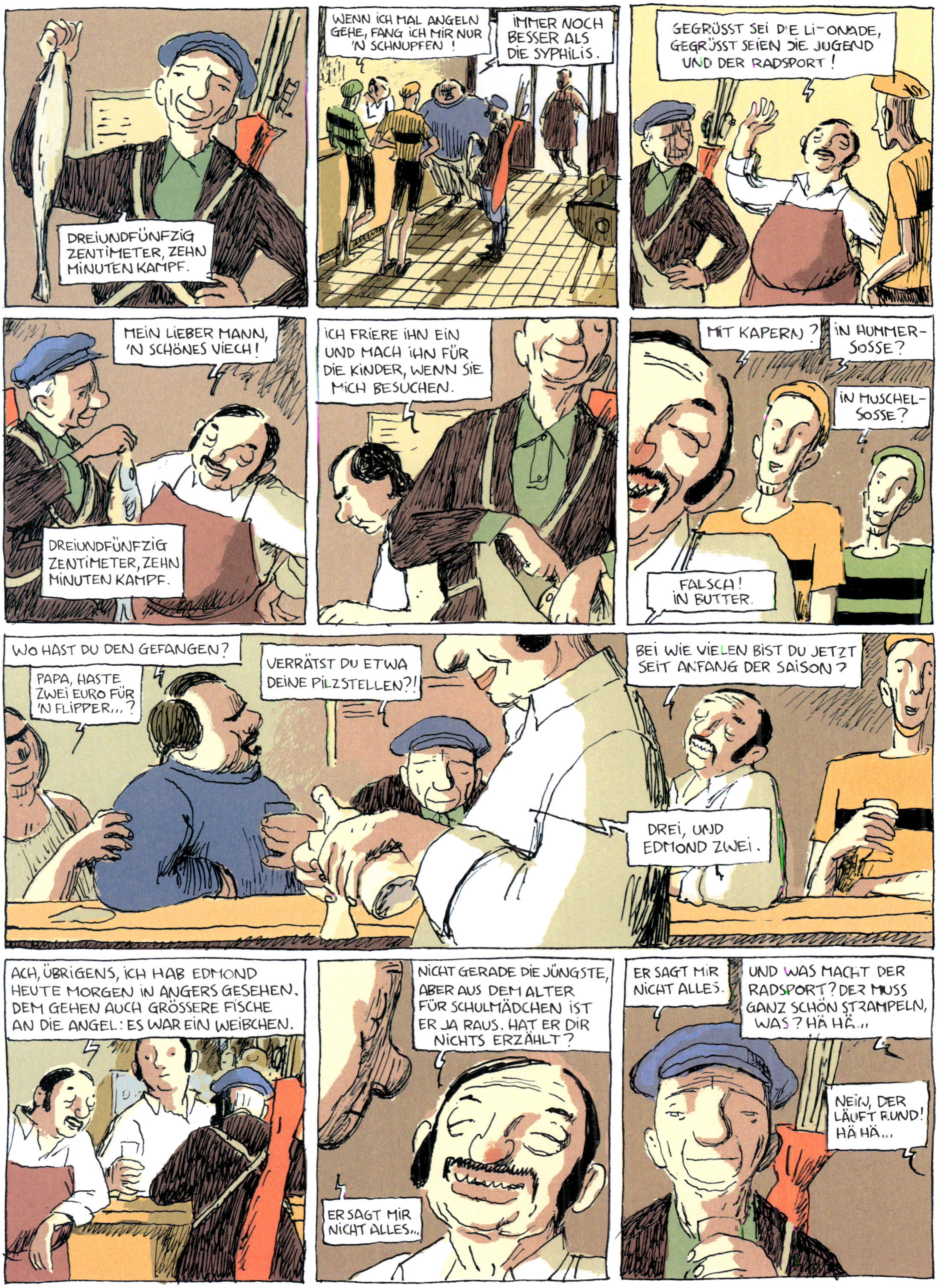
DREIUNDFÜNFZIG ZENTIMETER, ZEHN MINUTEN KAMPF.
WENN ICH MAL ANGELN GEHE, FANG ICH MIR NUR 'N SCHNUPFEN!
IMMER NOCH BESSER ALS DIE SYPHILIS.
GEGRÜSST SEI DIE LIMONADE, GEGRÜSST SEIEN DIE JUGEND UND DER RADSPORT!
MEIN LIEBER MANN, 'N SCHÖNES VIECH!
DREIUNDFÜNFZIG ZENTIMETER, ZEHN MINUTEN KAMPF.
ICH FRIERE IHN EIN UND MACH IHN FÜR DIE KINDER, WENN SIE MICH BESUCHEN.
MIT KAPERN?
IN HUMMER-SOSSE?
IN MUSCHEL-SOSSE?
FALSCH! IN BUTTER.
WO HAST DU DEN GEFANGEN?
PAPA, HASTE ZWEI EURO FÜR 'N FLIPPER...?
VERRÄTST DU ETWA DEINE PILZSTELLEN?!
BEI WIE VIELEN BIST DU JETZT SEIT ANFANG DER SAISON?
DREI, UND EDMOND ZWEI.
ACH, ÜBRIGENS, ICH HAB EDMOND HEUTE MORGEN IN ANGERS GESEHEN. DEM GEHEN AUCH GRÖSSERE FISCHE AN DIE ANGEL: ES WAR EIN WEIBCHEN.
NICHT GERADE DIE JÜNGSTE, ABER AUS DEM ALTER FÜR SCHULMÄDCHEN IST ER JA RAUS. HAT ER DIR NICHTS ERZÄHLT?
ER SAGT MIR NICHT ALLES...
ER SAGT MIR NICHT ALLES.
UND WAS MACHT DER RADSPORT? DER MUSS GANZ SCHÖN STRAMPELN, WAS? HÄ HÄ...
NEIN, DER LÄUFT RUND! HÄ HÄ...

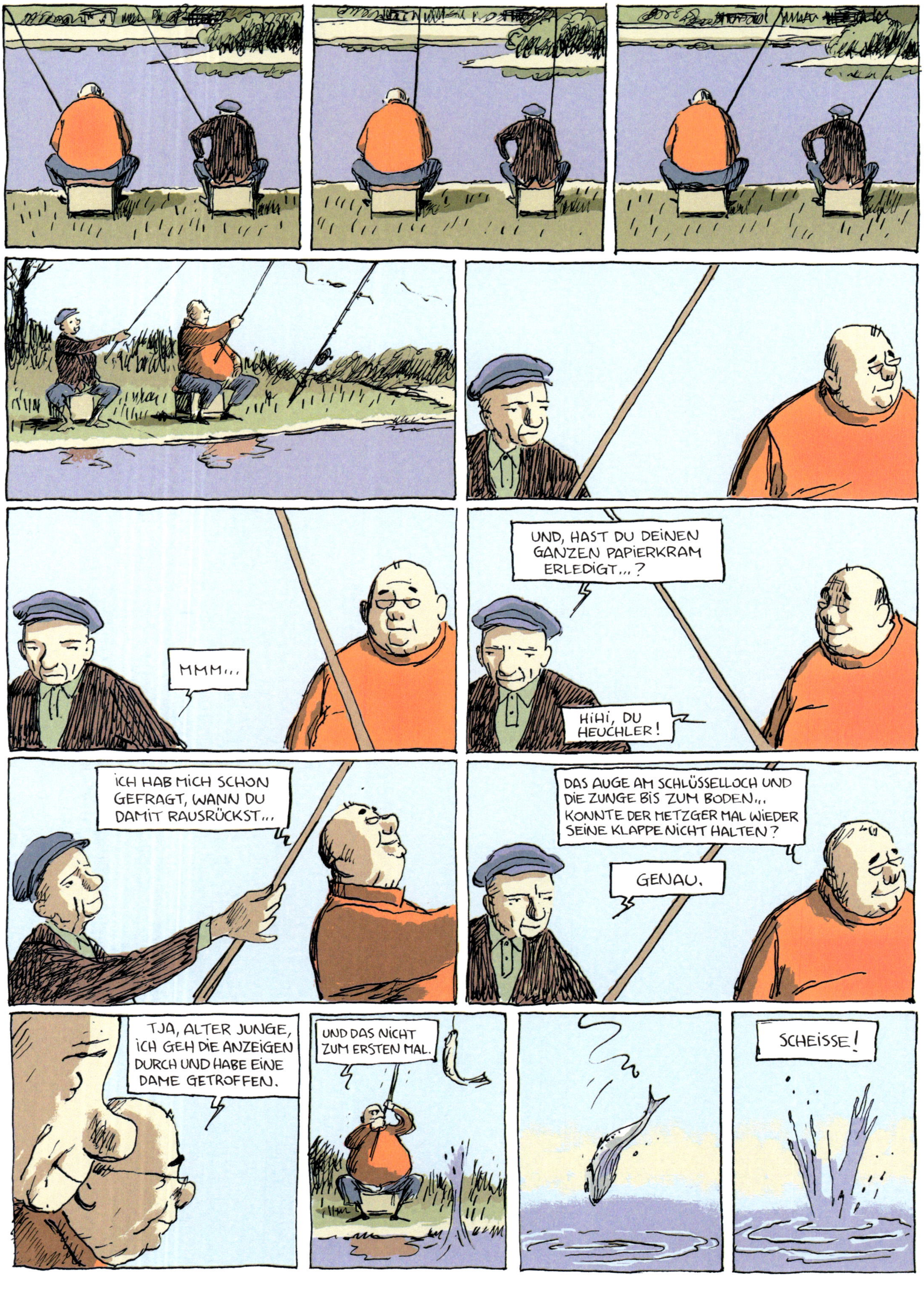
MMM...
UND, HAST DU DEINEN GANZEN PAPIERKRAM ERLEDIGT...?
HIHI, DU HEUCHLER!
ICH HAB MICH SCHON GEFRAGT, WANN DU DAMIT RAUSRÜCKST...
DAS AUGE AM SCHLÜSSELLOCH UND DIE ZUNGE BIS ZUM BODEN... KONNTE DER METZGER MAL WIEDER SEINE KLAPPE NICHT HALTEN?
GENAU.
TJA, ALTER JUNGE, ICH GEH DIE ANZEIGEN DURCH UND HABE EINE DAME GETROFFEN.
UND DAS NICHT ZUM ERSTEN MAL.
SCHEISSE!

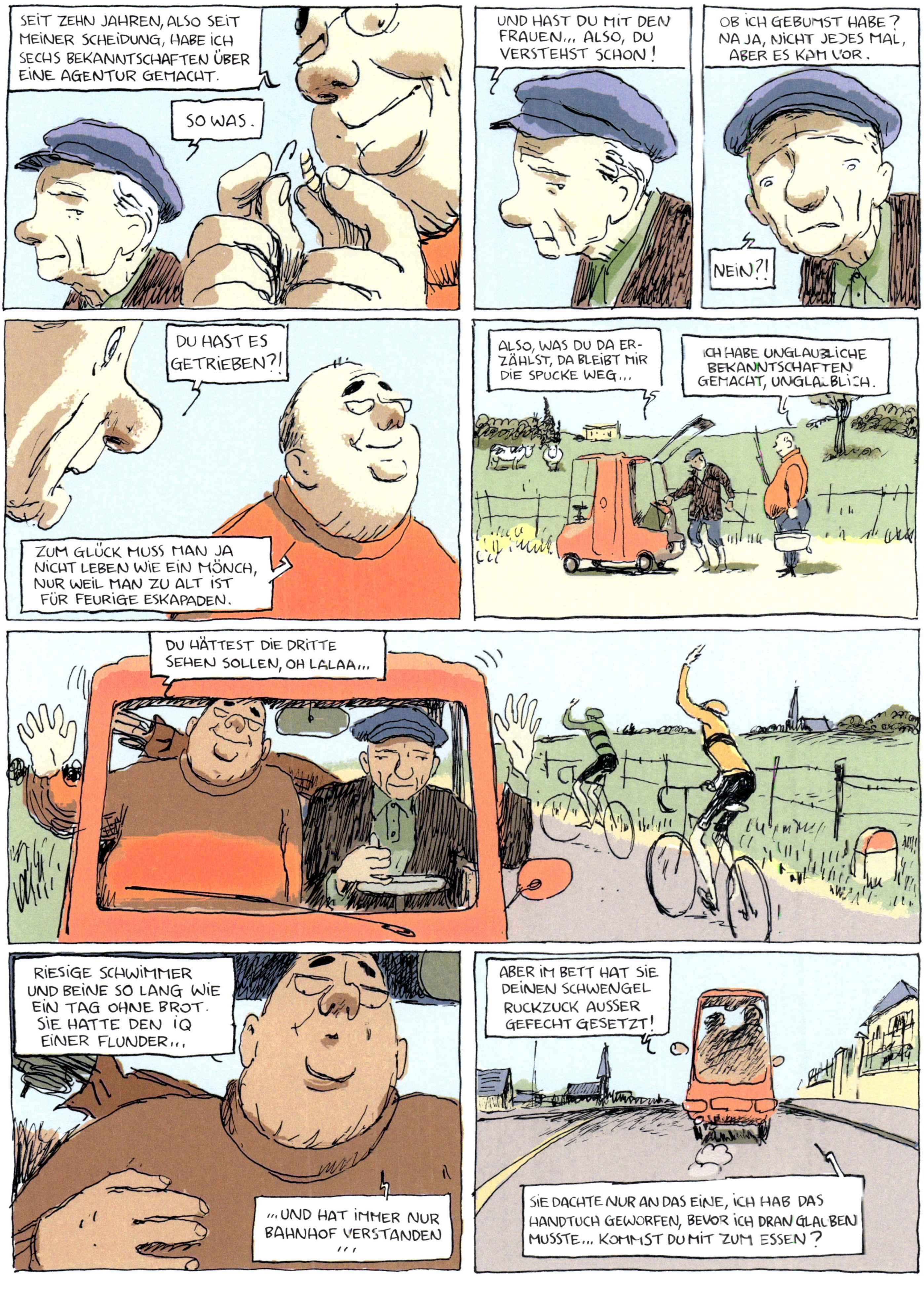
SEIT ZEHN JAHREN, ALSO SEIT MEINER SCHEIDUNG, HABE ICH SECHS BEKANNTSCHAFTEN ÜBER EINE AGENTUR GEMACHT.
SO WAS.
UND HAST DU MIT DEN FRAUEN... ALSO, DU VERSTEHST SCHON!
OB ICH GEBUMST HABE? NA JA, NICHT JEDES MAL, ABER ES KAM VOR.
NEIN?!
DU HAST ES GETRIEBEN?!
ZUM GLÜCK MUSS MAN JA NICHT LEBEN WIE EIN MÖNCH, NUR WEIL MAN ZU ALT IST FÜR FEURIGE ESKAPADEN.
ALSO, WAS DU DA ERZÄHLST, DA BLEIBT MIR DIE SPUCKE WEG...
ICH HABE UNGLAUBLICHE BEKANNTSCHAFTEN GEMACHT, UNGLAUBLICH.
DU HÄTTEST DIE DRITTE SEHEN SOLLEN, OH LALAA...
RIESIGE SCHWIMMER UND BEINE SO LANG WIE EIN TAG OHNE BROT. SIE HATTE DEN IQ EINER FLUNDER...
...UND HAT IMMER NUR BAHNHOF VERSTANDEN...
ABER IM BETT HAT SIE DEINEN SCHWENGEL RUCKZUCK AUSSER GEFECHT GESETZT!
SIE DACHTE NUR AN DAS EINE, ICH HAB DAS HANDTUCH GEWORFEN, BEVOR ICH DRAN GLAUBEN MUSSTE... KOMMST DU MIT ZUM ESSEN?

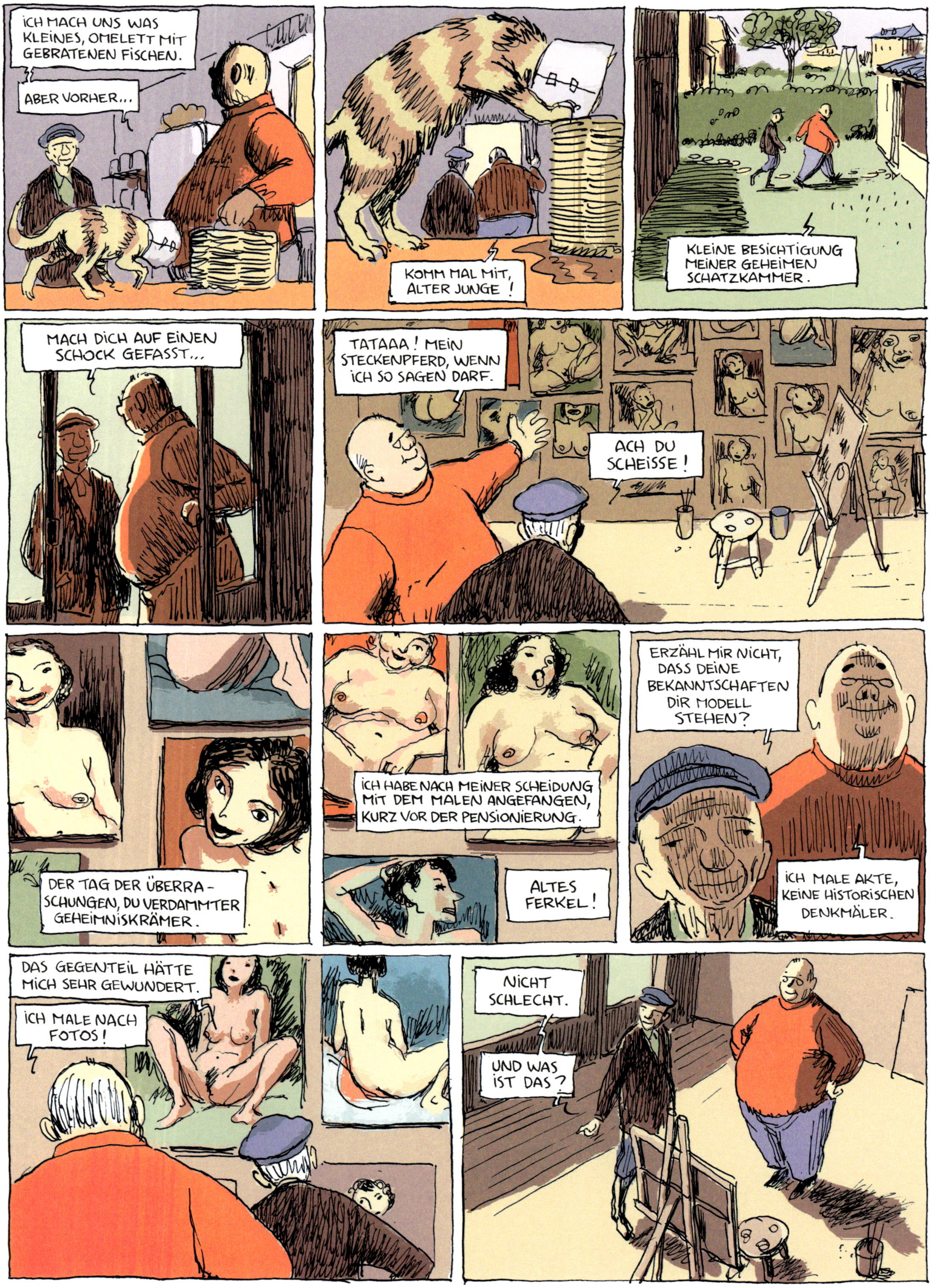
ICH MACH UNS WAS KLEINES, OMELETT MIT GEBRATENEN FISCHEN.
ABER VORHER...
KOMM MAL MIT, ALTER JUNGE!
KLEINE BESICHTIGUNG MEINER GEHEIMEN SCHATZKAMMER.
MACH DICH AUF EINEN SCHOCK GEFASST...
TATAAA! MEIN STECKENPFERD, WENN ICH SO SAGEN DARF.
ACH DU SCHEISSE!
DER TAG DER ÜBERRA-SCHUNGEN, DU VERDAMMTER GEHEIMNISKRÄMER.
ICH HABE NACH MEINER SCHEIDUNG MIT DEM MALEN ANGEFANGEN, KURZ VOR DER PENSIONIERUNG.
ALTES FERKEL!
ERZÄHL MIR NICHT, DASS DEINE BEKANNTSCHAFTEN DIR MODELL STEHEN?
ICH MALE AKTE, KEINE HISTORISCHEN DENKMÄLER.
DAS GEGENTEIL HÄTTE MICH SEHR GEWUNDERT.
ICH MALE NACH FOTOS!
NICHT SCHLECHT.
UND WAS IST DAS?

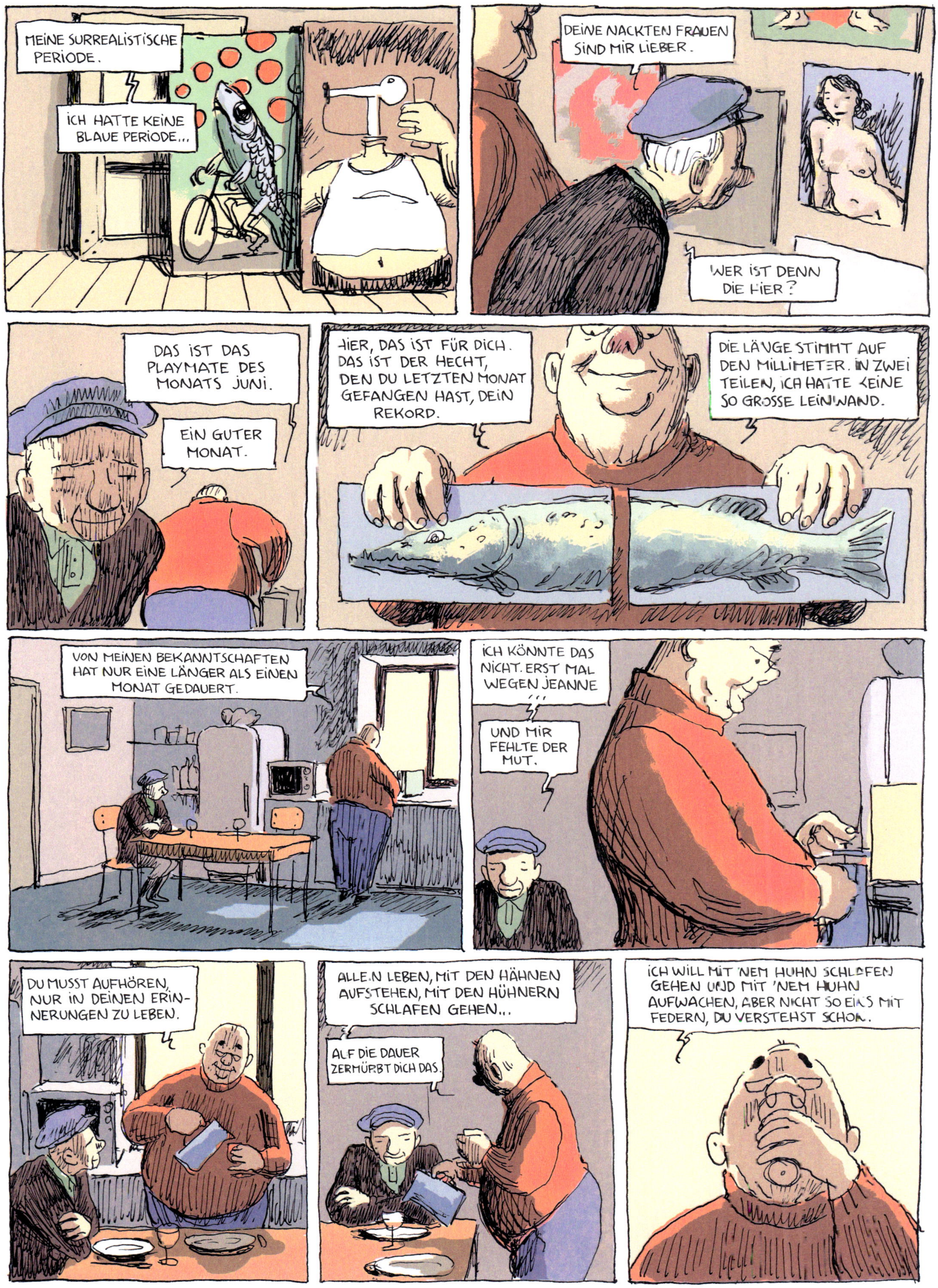
MEINE SURREALISTISCHE PERIODE.
ICH HATTE KEINE BLAUE PERIODE...
DEINE NACKTEN FRAUEN SIND MIR LIEBER.
WER IST DENN DIE HIER?
DAS IST DAS PLAYMATE DES MONATS JUNI.
EIN GUTER MONAT.
HIER, DAS IST FÜR DICH. DAS IST DER HECHT, DEN DU LETZTEN MONAT GEFANGEN HAST, DEIN REKORD.
DIE LÄNGE STIMMT AUF DEN MILLIMETER. IN ZWEI TEILEN, ICH HATTE KEINE SO GROSSE LEINWAND.
VON MEINEN BEKANNTSCHAFTEN HAT NUR EINE LÄNGER ALS EINEN MONAT GEDAUERT.
ICH KÖNNTE DAS NICHT. ERST MAL WEGEN JEANNE ...
UND MIR FEHLTE DER MUT.
DU MUSST AUFHÖREN, NUR IN DEINEN ERINNERUNGEN ZU LEBEN.
ALLEIN LEBEN, MIT DEN HÄHNEN AUFSTEHEN, MIT DEN HÜHNERN SCHLAFEN GEHEN...
AUF DIE DAUER ZERMÜRBT DICH DAS.
ICH WILL MIT 'NEM HUHN SCHLAFEN GEHEN UND MIT 'NEM HUHN AUFWACHEN, ABER NICHT SO EINS MIT FEDERN, DU VERSTEHST SCHON.

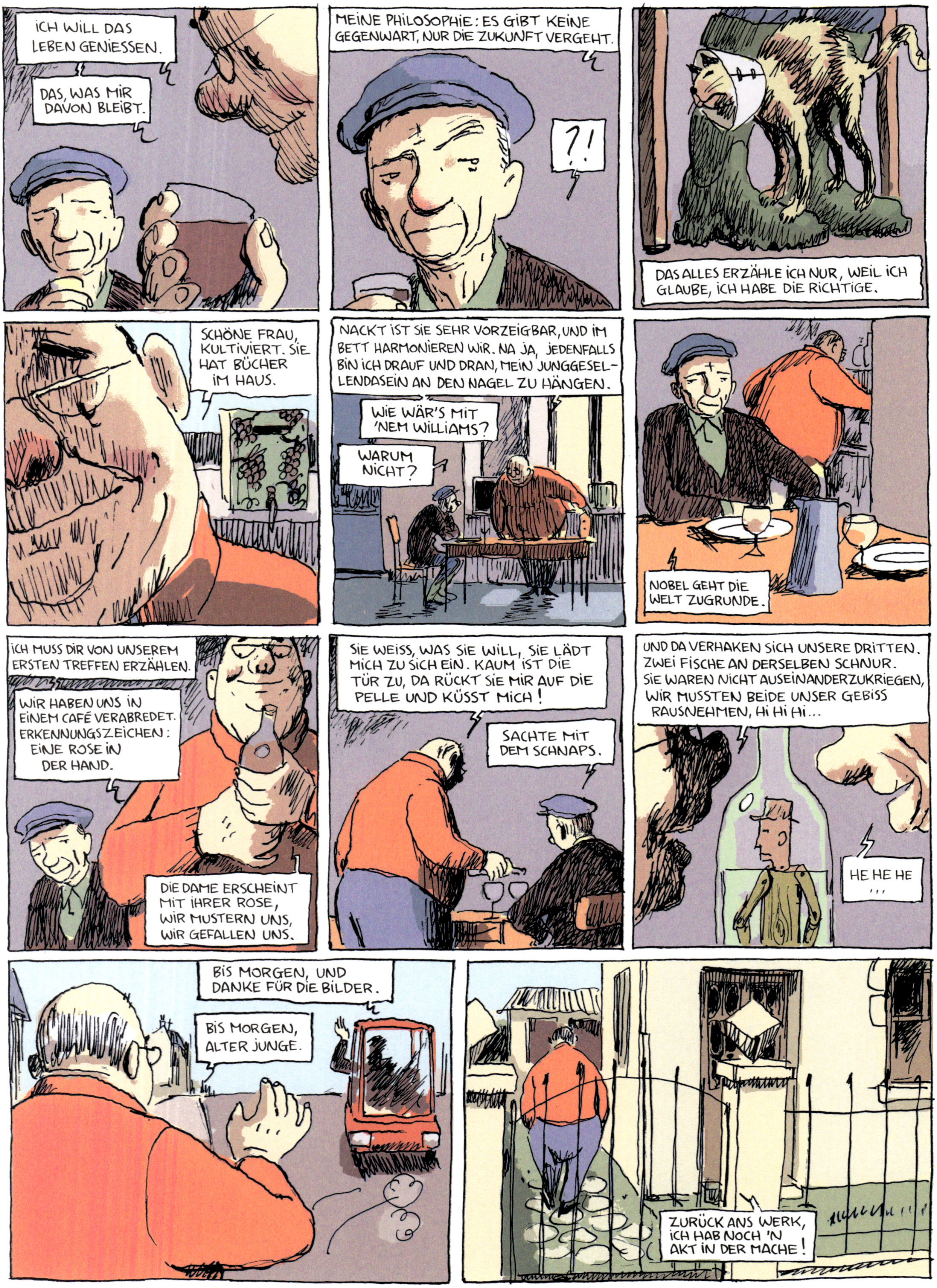
ICH WILL DAS LEBEN GENIESSEN.
DAS, WAS MIR DAVON BLEIBT.
MEINE PHILOSOPHIE: ES GIBT KEINE GEGENWART, NUR DIE ZUKUNFT VERGEHT.
?!
DAS ALLES ERZÄHLE ICH NUR, WEIL ICH GLAUBE, ICH HABE DIE RICHTIGE.
SCHÖNE FRAU, KULTIVIERT. SIE HAT BÜCHER IM HAUS.
NACKT IST SIE SEHR VORZEIGBAR, UND IM BETT HARMONIEREN WIR. NA JA, JEDENFALLS BIN ICH DRAUF UND DRAN, MEIN JUNGGESELLENDASEIN AN DEN NAGEL ZU HÄNGEN.
WIE WÄR'S MIT 'NEM WILLIAMS?
WARUM NICHT?
NOBEL GEHT DIE WELT ZUGRUNDE.
ICH MUSS DIR VON UNSEREM ERSTEN TREFFEN ERZÄHLEN.
WIR HABEN UNS IN EINEM CAFÉ VERABREDET. ERKENNUNGSZEICHEN: EINE ROSE IN DER HAND.
DIE DAME ERSCHEINT MIT IHRER ROSE, WIR MUSTERN UNS, WIR GEFALLEN UNS.
SIE WEISS, WAS SIE WILL, SIE LÄDT MICH ZU SICH EIN. KAUM IST DIE TÜR ZU, DA RÜCKT SIE MIR AUF DIE PELLE UND KÜSST MICH!
SACHTE MIT DEM SCHNAPS.
UND DA VERHAKEN SICH UNSERE DRITTEN. ZWEI FISCHE AN DERSELBEN SCHNUR. SIE WAREN NICHT AUSEINANDERZUKRIEGEN, WIR MUSSTEN BEIDE UNSER GEBISS RAUSNEHMEN, HI HI HI...
HE HE HE ...
BIS MORGEN, UND DANKE FÜR DIE BILDER.
BIS MORGEN, ALTER JUNGE.
ZURÜCK ANS WERK, ICH HAB NOCH 'N AKT IN DER MACHE!

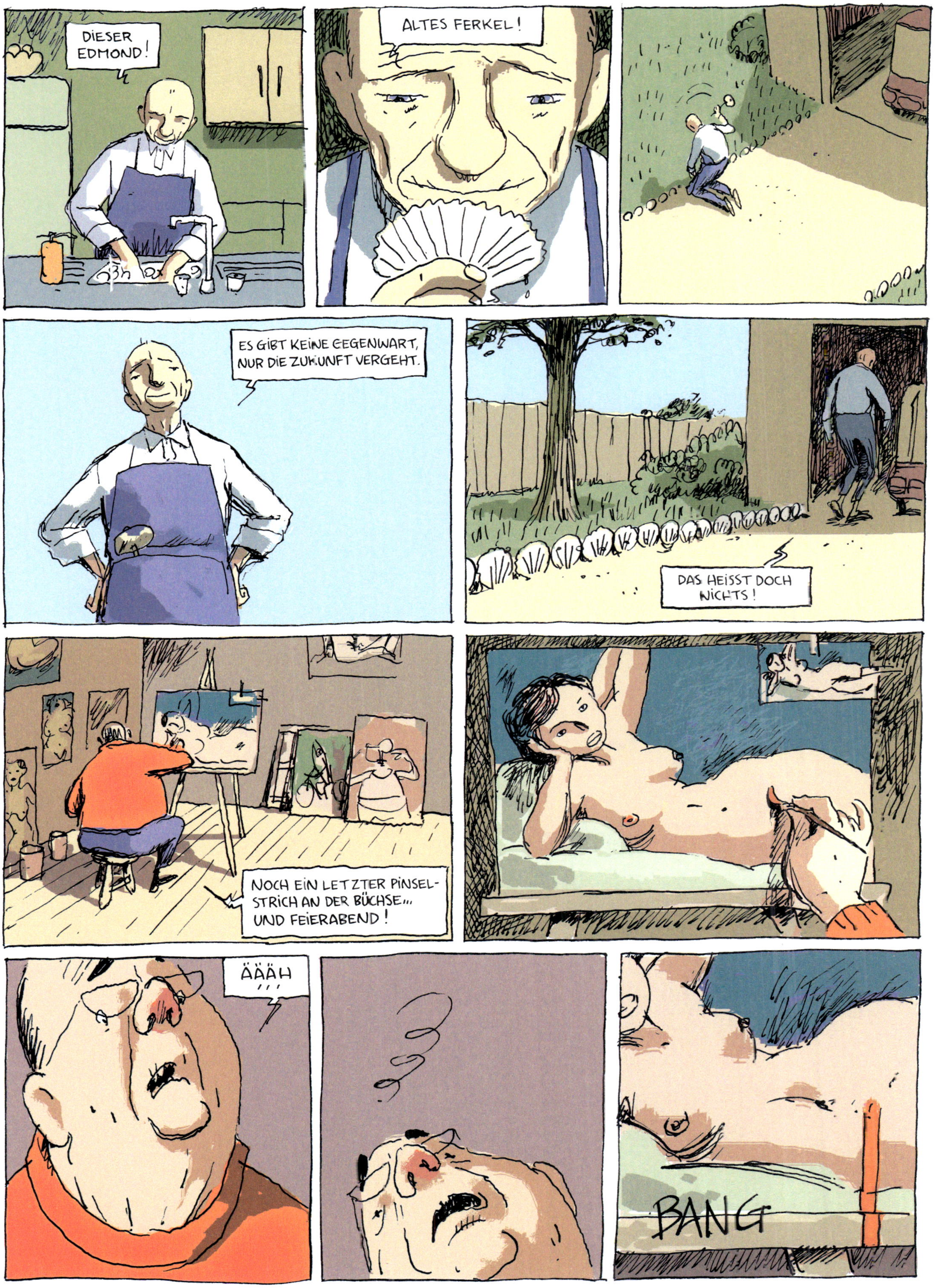
DIESER EDMOND!
ALTES FERKEL!
ES GIBT KEINE GEGENWART, NUR DIE ZUKUNFT VERGEHT.
DAS HEISST DOCH NICHTS!
NOCH EIN LETZTER PINSELSTRICH AN DER BÜCHSE... UND FEIERABEND!
ÄÄÄH...
BANG

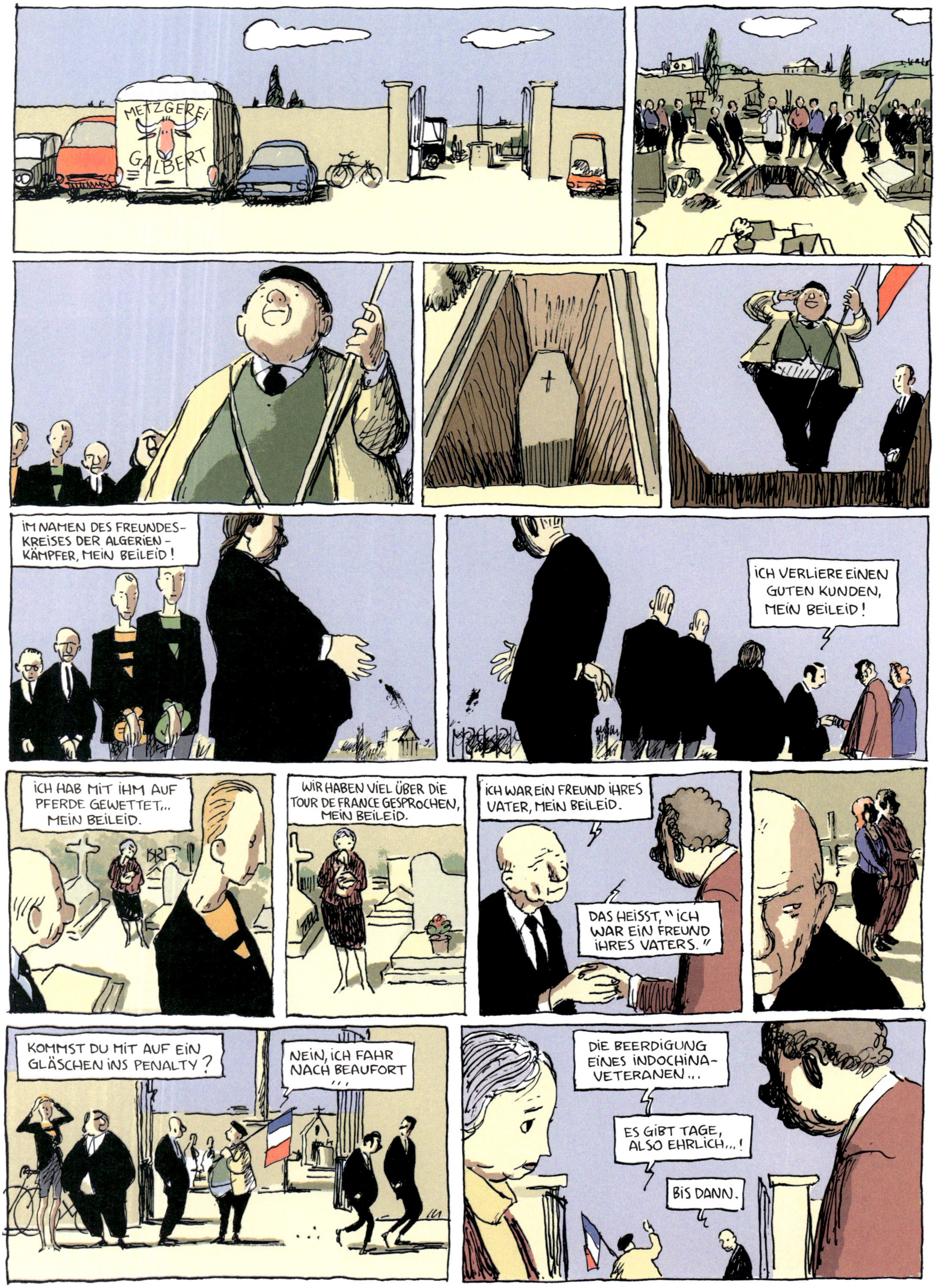
METZGEREI GALBERT
IM NAMEN DES FREUNDESKREISES DER ALGERIEN-KÄMPFER, MEIN BEILEID!
ICH VERLIERE EINEN GUTEN KUNDEN, MEIN BEILEID!
ICH HAB MIT IHM AUF PFERDE GEWETTET... MEIN BEILEID.
WIR HABEN VIEL ÜBER DIE TOUR DE FRANCE GESPROCHEN, MEIN BEILEID.
ICH WAR EIN FREUND IHRES VATER, MEIN BEILEID.
DAS HEISST, "ICH WAR EIN FREUND IHRES VATERS."
KOMMST DU MIT AUF EIN GLÄSCHEN INS PENALTY?
NEIN, ICH FAHR NACH BEAUFORT ...
DIE BEERDIGUNG EINES INDOCHINA-VETERANEN...
ES GIBT TAGE, ALSO EHRLICH...!
BIS DANN.

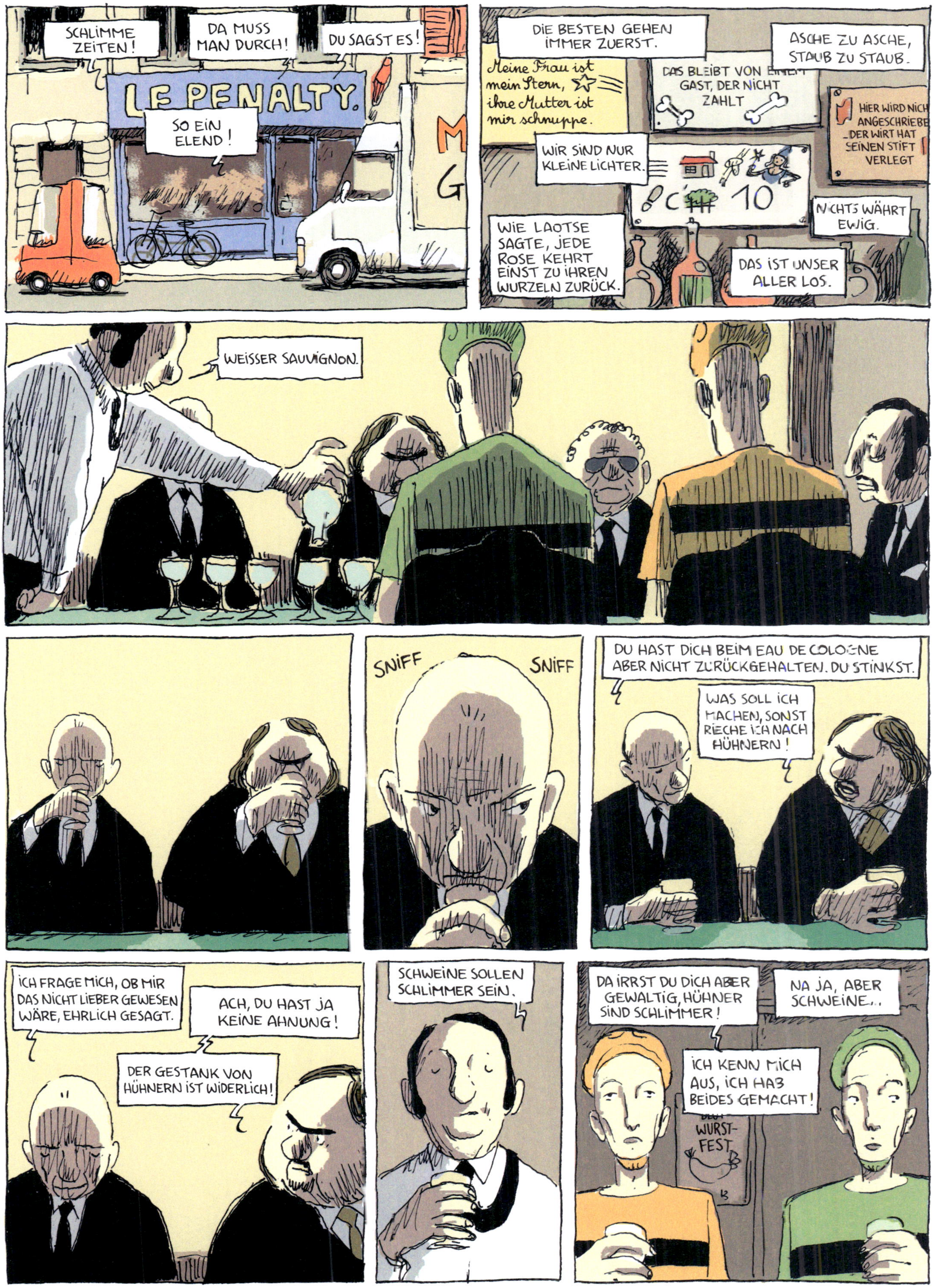
SCHLIMME ZEITEN!
DA MUSS MAN DURCH!
DU SAGST ES!
LE PENALTY
SO EIN ELEND!
DIE BESTEN GEHEN IMMER ZUERST.
Meine Frau ist mein Stern, ihre Mutter ist mir schnuppe.
DAS BLEIBT VON EINEM GAST, DER NICHT ZAHLT
ASCHE ZU ASCHE, STAUB ZU STAUB.
HIER WIRD NICH ANGESCHRIEBE DER WIRT HAT SEINEN STIFT VERLEGT
WIR SIND NUR KLEINE LICHTER.
NICHTS WÄHRT EWIG.
WIE LAOTSE SAGTE, JEDE ROSE KEHRT EINST ZU IHREN WURZELN ZURÜCK.
DAS IST UNSER ALLER LOS.
WEISSER SAUVIGNON.
SNIFF
SNIFF
DU HAST DICH BEIM EAU DE COLOGNE ABER NICHT ZURÜCKGEHALTEN. DU STINKST.
WAS SOLL ICH MACHEN, SONST RIECHE ICH NACH HÜHNERN!
ICH FRAGE MICH, OB MIR DAS NICHT LIEBER GEWESEN WÄRE, EHRLICH GESAGT.
ACH, DU HAST JA KEINE AHNUNG!
DER GESTANK VON HÜHNERN IST WIDERLICH!
SCHWEINE SOLLEN SCHLIMMER SEIN.
DA IRRST DU DICH ABER GEWALTIG, HÜHNER SIND SCHLIMMER!
NA JA, ABER SCHWEINE...
ICH KENN MICH AUS, ICH HAB BEIDES GEMACHT!
WURST-FEST

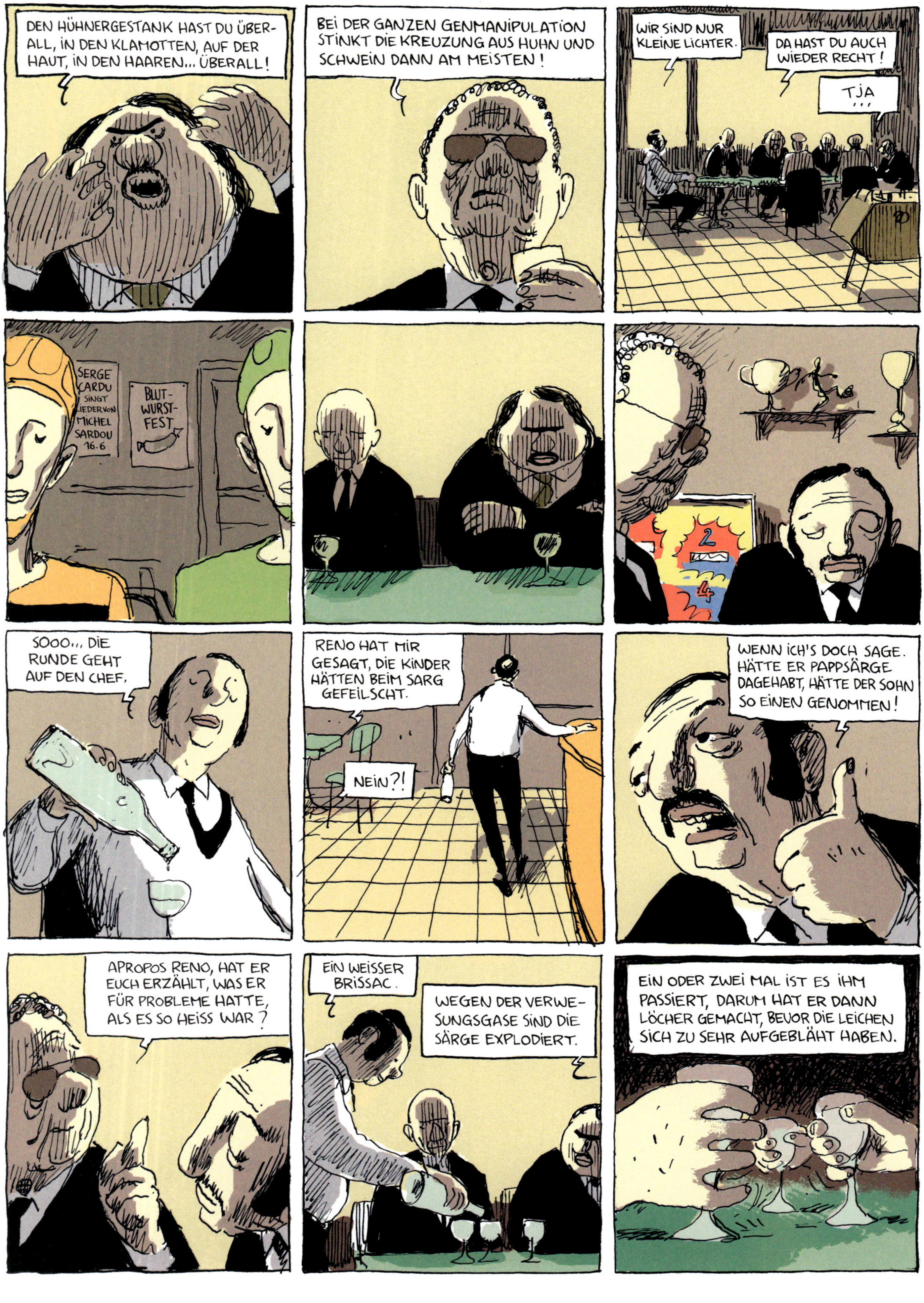
DEN HÜHNERGESTANK HAST DU ÜBERALL, IN DEN KLAMOTTEN, AUF DER HAUT, IN DEN HAAREN... ÜBERALL!
BEI DER GANZEN GENMANIPULATION STINKT DIE KREUZUNG AUS HUHN UND SCHWEIN DANN AM MEISTEN!
WIR SIND NUR KLEINE LICHTER.
DA HAST DU AUCH WIEDER RECHT!
TJA ...
SERGE CARDU SINGT LIEDER VON MICHEL SARDOU 16.6
BLUT-WURST-FEST
SOOO... DIE RUNDE GEHT AUF DEN CHEF.
RENO HAT MIR GESAGT, DIE KINDER HÄTTEN BEIM SARG GEFEILSCHT.
NEIN?!
WENN ICH'S DOCH SAGE. HÄTTE ER PAPPSÄRGE DAGEHABT, HÄTTE DER SOHN SO EINEN GENOMMEN!
APROPOS RENO, HAT ER EUCH ERZÄHLT, WAS ER FÜR PROBLEME HATTE, ALS ES SO HEISS WAR?
EIN WEISSER BRISSAC.
WEGEN DER VERWESUNGSGASE SIND DIE SÄRGE EXPLODIERT.
EIN ODER ZWEI MAL IST ES IHM PASSIERT, DARUM HAT ER DANN LÖCHER GEMACHT, BEVOR DIE LEICHEN SICH ZU SEHR AUFGEBLÄHT HABEN.

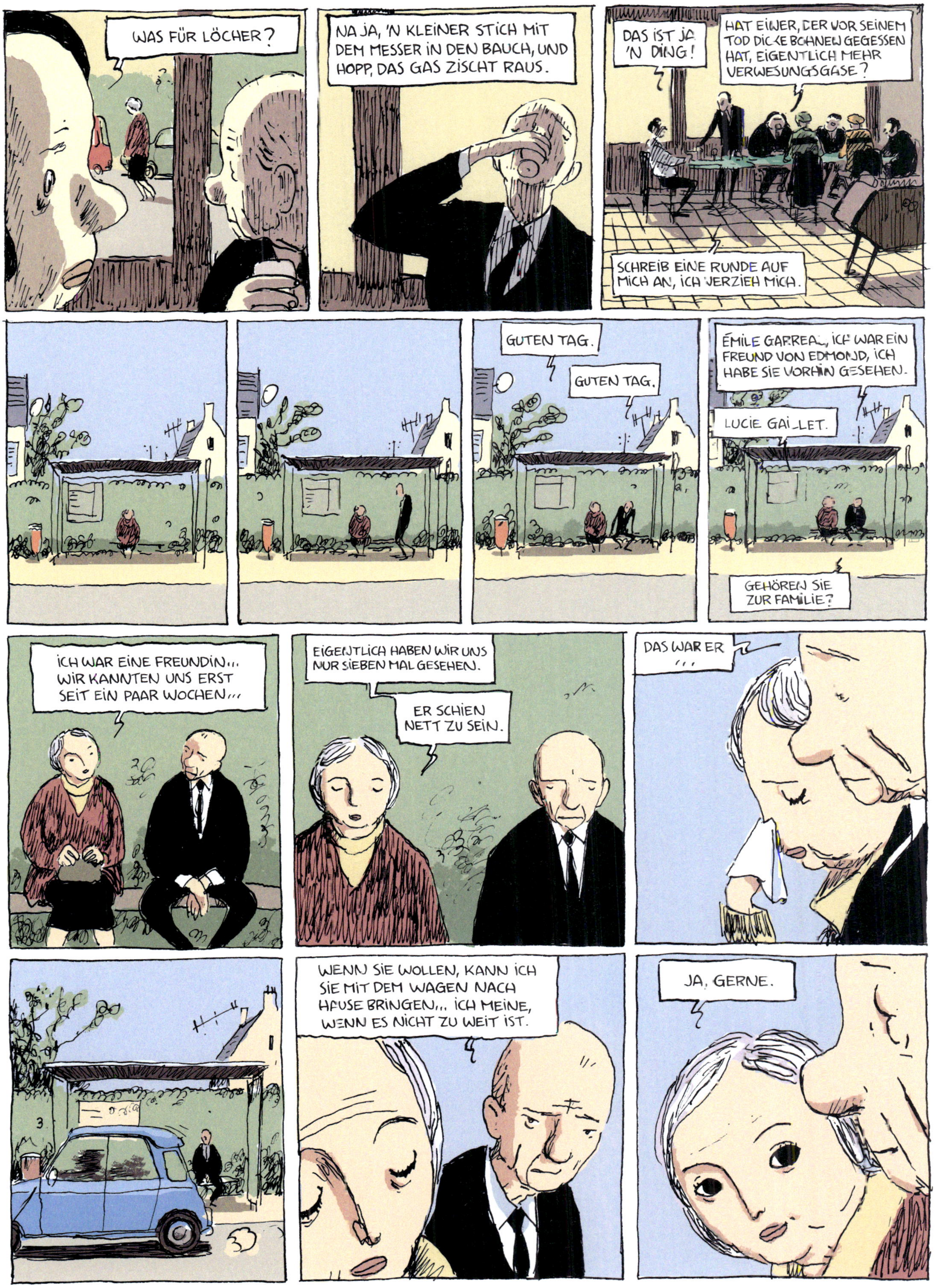
WAS FÜR LÖCHER?
NA JA, 'N KLEINER STICH MIT DEM MESSER IN DEN BAUCH, UND HOPP, DAS GAS ZISCHT RAUS.
DAS IST JA 'N DING!
HAT EINER, DER VOR SEINEM TOD DICKE BOHNEN GEGESSEN HAT, EIGENTLICH MEHR VERWESUNGSGASE?
SCHREIB EINE RUNDE AUF MICH AN, ICH VERZIEH MICH.
GUTEN TAG.
GUTEN TAG.
ÉMILE GARREAU, ICH WAR EIN FREUND VON EDMOND, ICH HABE SIE VORHIN GESEHEN.
LUCIE GAILLET.
GEHÖREN SIE ZUR FAMILIE?
ICH WAR EINE FREUNDIN... WIR KANNTEN UNS ERST SEIT EIN PAAR WOCHEN...
EIGENTLICH HABEN WIR UNS NUR SIEBEN MAL GESEHEN.
ER SCHIEN NETT ZU SEIN.
DAS WAR ER ...
WENN SIE WOLLEN, KANN ICH SIE MIT DEM WAGEN NACH HAUSE BRINGEN... ICH MEINE, WENN ES NICHT ZU WEIT IST.
JA, GERNE.

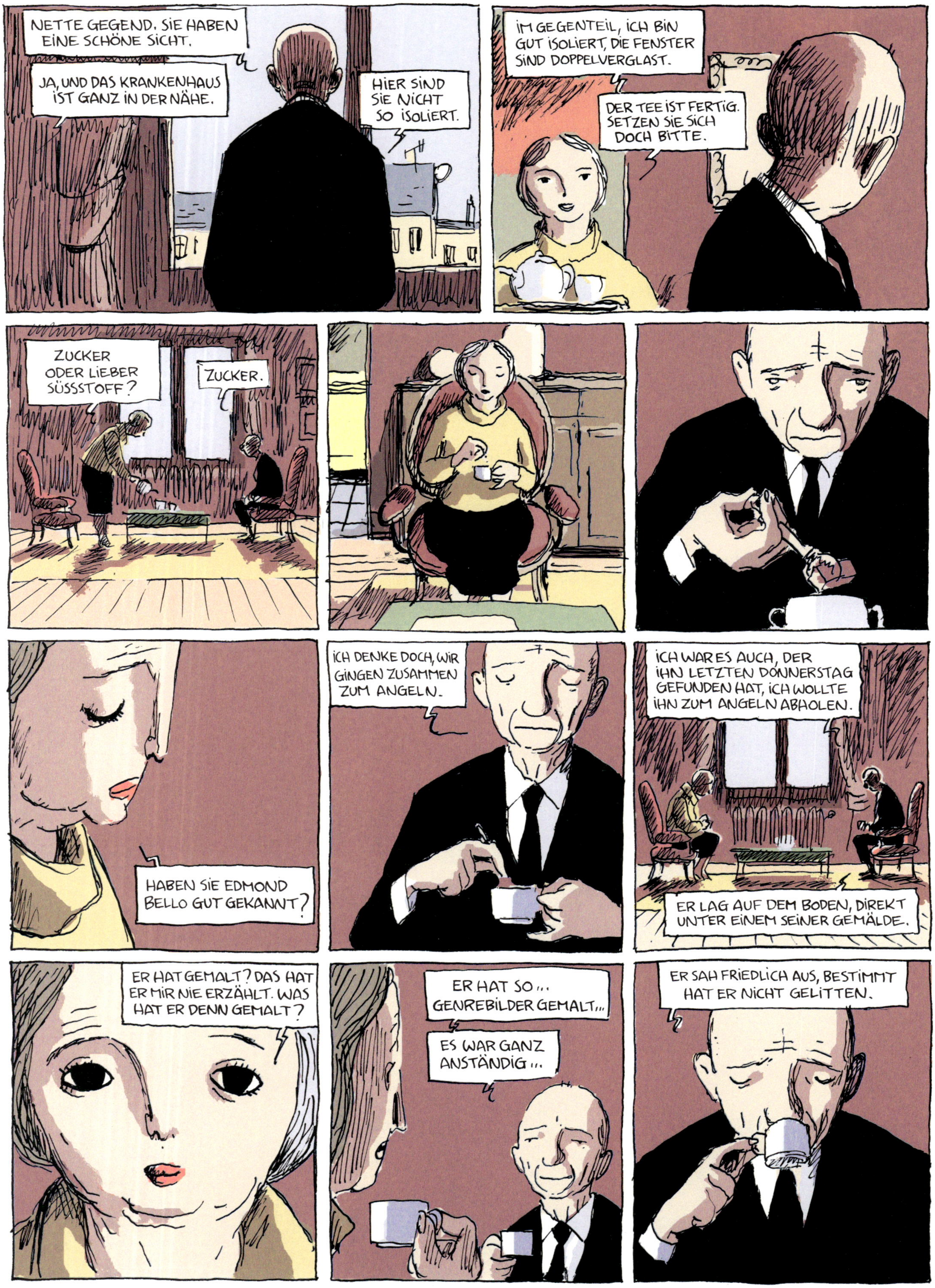
NETTE GEGEND. SIE HABEN EINE SCHÖNE SICHT.
JA, UND DAS KRANKENHAUS IST GANZ IN DER NÄHE.
HIER SIND SIE NICHT SO ISOLIERT.
IM GEGENTEIL, ICH BIN GUT ISOLIERT, DIE FENSTER SIND DOPPELVERGLAST.
DER TEE IST FERTIG. SETZEN SIE SICH DOCH BITTE.
ZUCKER ODER LIEBER SÜSSSTOFF?
ZUCKER.
HABEN SIE EDMOND BELLO GUT GEKANNT?
ICH DENKE DOCH, WIR GINGEN ZUSAMMEN ZUM ANGELN.
ICH WAR ES AUCH, DER IHN LETZTEN DONNERSTAG GEFUNDEN HAT, ICH WOLLTE IHN ZUM ANGELN ABHOLEN.
ER LAG AUF DEM BODEN, DIREKT UNTER EINEM SEINER GEMÄLDE.
ER HAT GEMALT? DAS HAT ER MIR NIE ERZÄHLT. WAS HAT ER DENN GEMALT?
ER HAT SO...
GENREBILDER GEMALT...
ES WAR GANZ ANSTÄNDIG...
ER SAH FRIEDLICH AUS, BESTIMMT HAT ER NICHT GELITTEN.

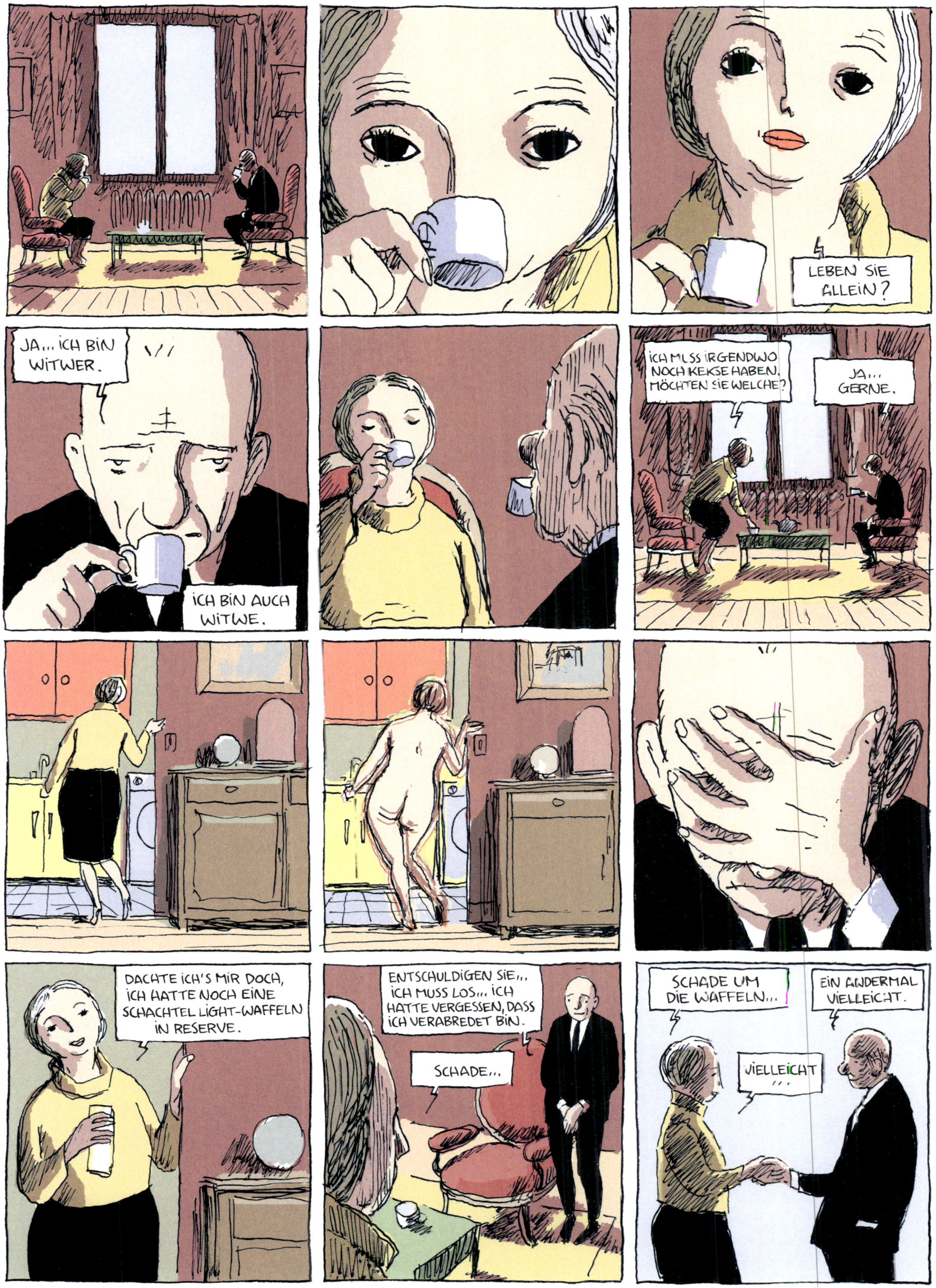
LEBEN SIE ALLEIN?
JA... ICH BIN WITWER.
ICH BIN AUCH WITWE.
ICH MUSS IRGENDWO NOCH KEKSE HABEN. MÖCHTEN SIE WELCHE?
JA... GERNE.
DACHTE ICH'S MIR DOCH, ICH HATTE NOCH EINE SCHACHTEL LIGHT-WAFFELN IN RESERVE.
ENTSCHULDIGEN SIE... ICH MUSS LOS... ICH HATTE VERGESSEN, DASS ICH VERABREDET BIN.
SCHADE...
SCHADE UM DIE WAFFELN...
EIN ANDERMAL VIELLEICHT.
VIELLEICHT ...

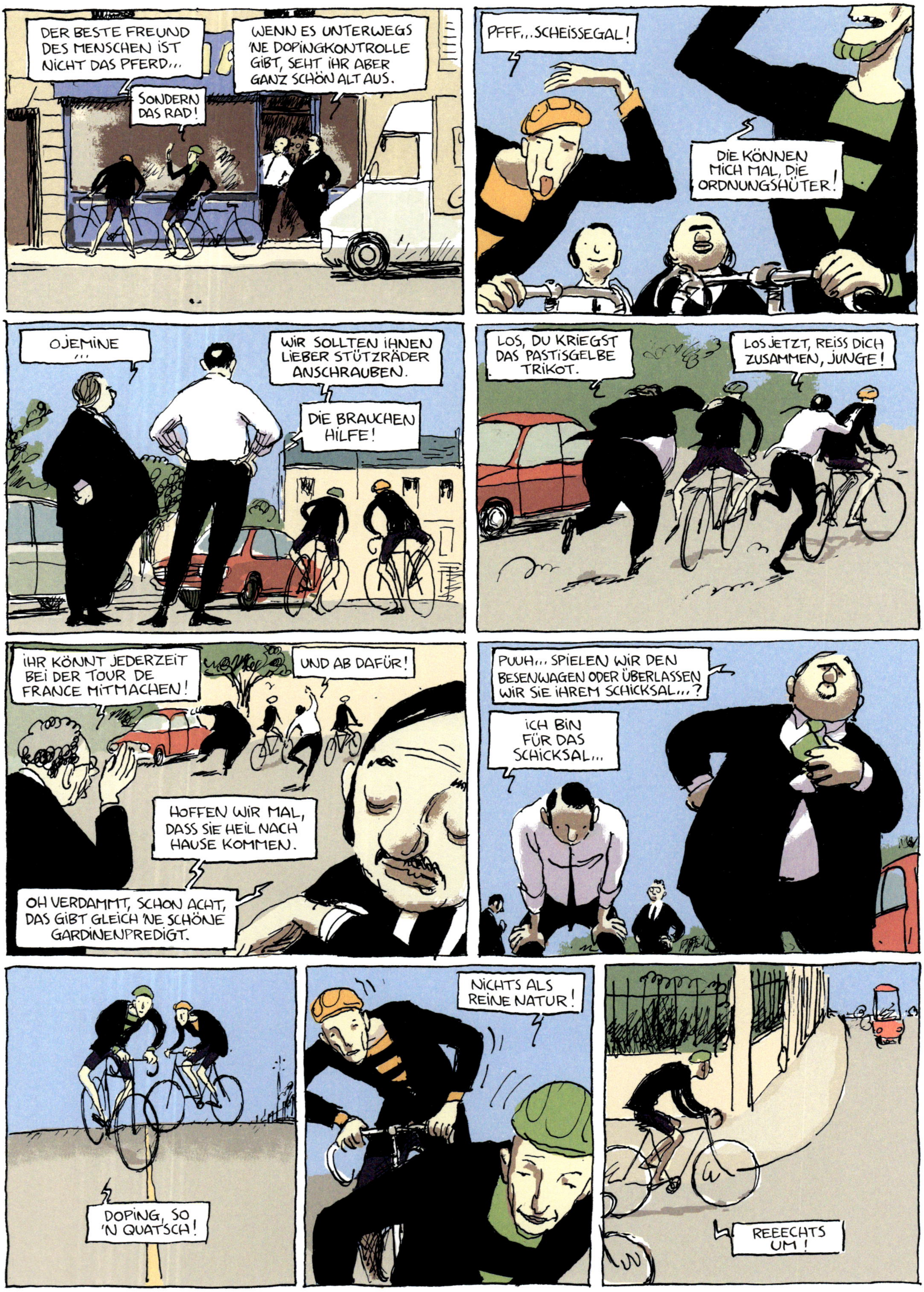

DER BESTE FREUND DES MENSCHEN IST NICHT DAS PFERD...
SONDERN DAS RAD!
WENN ES UNTERWEGS 'NE DOPINGKONTROLLE GIBT, SEHT IHR ABER GANZ SCHÖN ALT AUS.
PFFF... SCHEISSEGAL!
DIE KÖNNEN MICH MAL, DIE ORDNUNGSHÜTER!
OJEMINE ...
WIR SOLLTEN IHNEN LIEBER STÜTZRÄDER ANSCHRAUBEN.
DIE BRAUCHEN HILFE!
LOS, DU KRIEGST DAS PASTISGELBE TRIKOT.
LOS JETZT, REISS DICH ZUSAMMEN, JUNGE!
IHR KÖNNT JEDERZEIT BEI DER TOUR DE FRANCE MITMACHEN!
UND AB DAFÜR!
HOFFEN WIR MAL, DASS SIE HEIL NACH HAUSE KOMMEN.
OH VERDAMMT, SCHON ACHT, DAS GIBT GLEICH 'NE SCHÖNE GARDINENPREDIGT.
PUUH... SPIELEN WIR DEN BESENWAGEN ODER ÜBERLASSEN WIR SIE IHREM SCHICKSAL...?
ICH BIN FÜR DAS SCHICKSAL...
DOPING, SO 'N QUATSCH!
NICHTS ALS REINE NATUR!
REEECHTS UM!

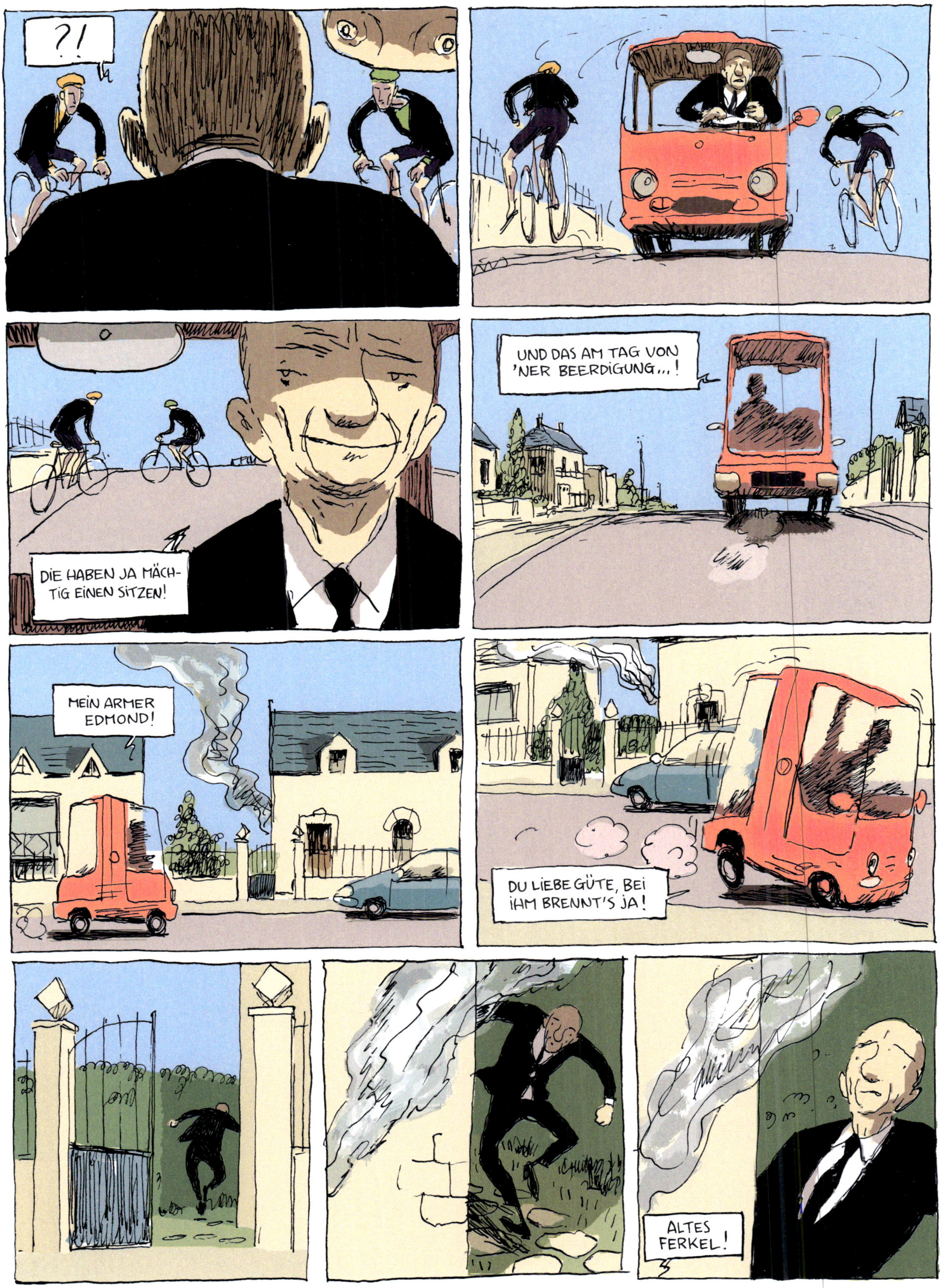
?!
DIE HABEN JA MÄCHTIG EINEN SITZEN!
UND DAS AM TAG VON 'NER BEERDIGUNG...!
MEIN ARMER EDMOND!
DU LIEBE GÜTE, BEI IHM BRENNT'S JA!
ALTES FERKEL!

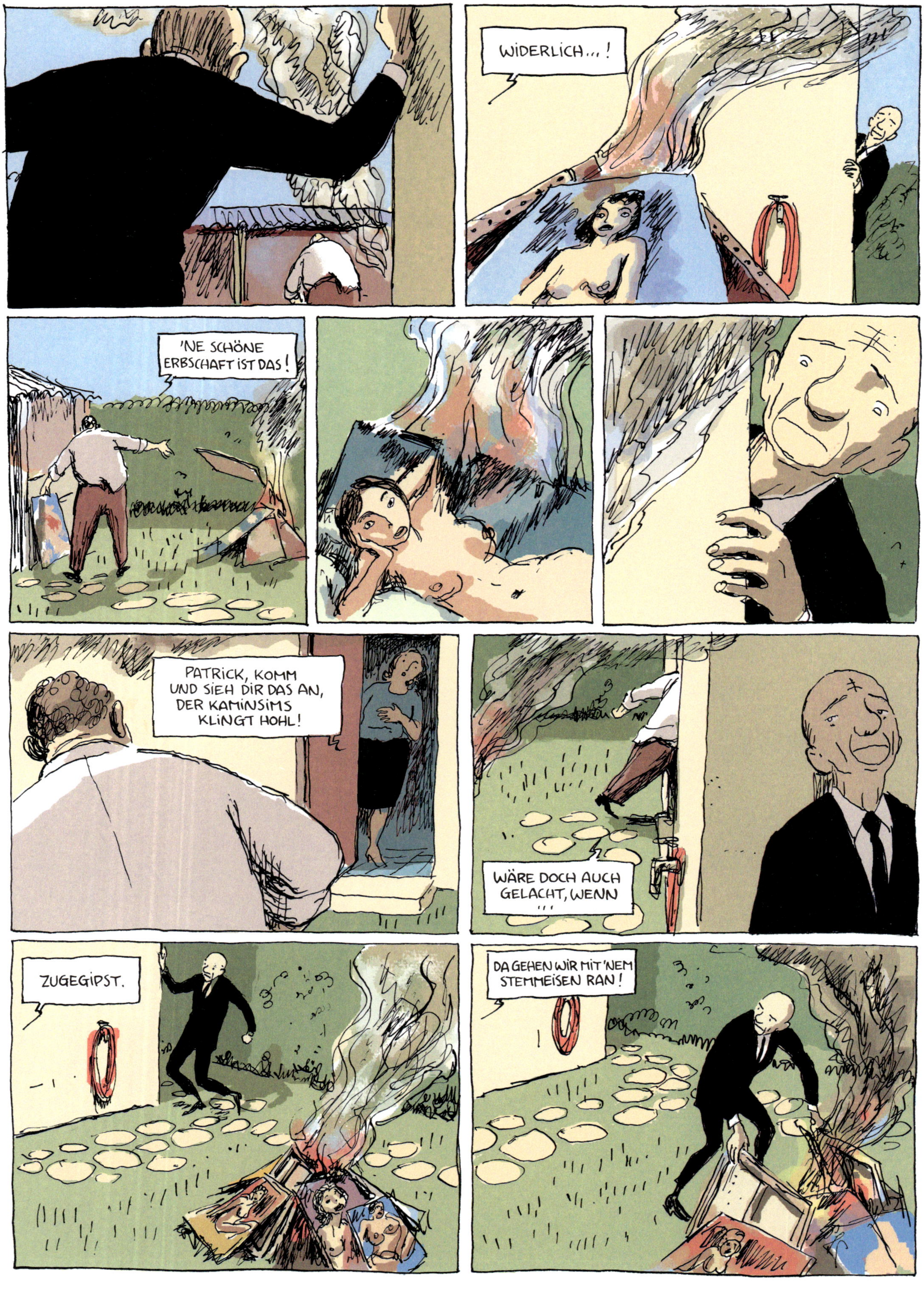
WIDERLICH ... !
'NE SCHÖNE ERBSCHAFT IST DAS!
PATRICK, KOMM UND SIEH DIR DAS AN, DER KAMINSIMS KLINGT HOHL!
WÄRE DOCH AUCH GELACHT, WENN ...
ZUGEGIPST.
DA GEHEN WIR MIT 'NEM STEMMEISEN RAN!

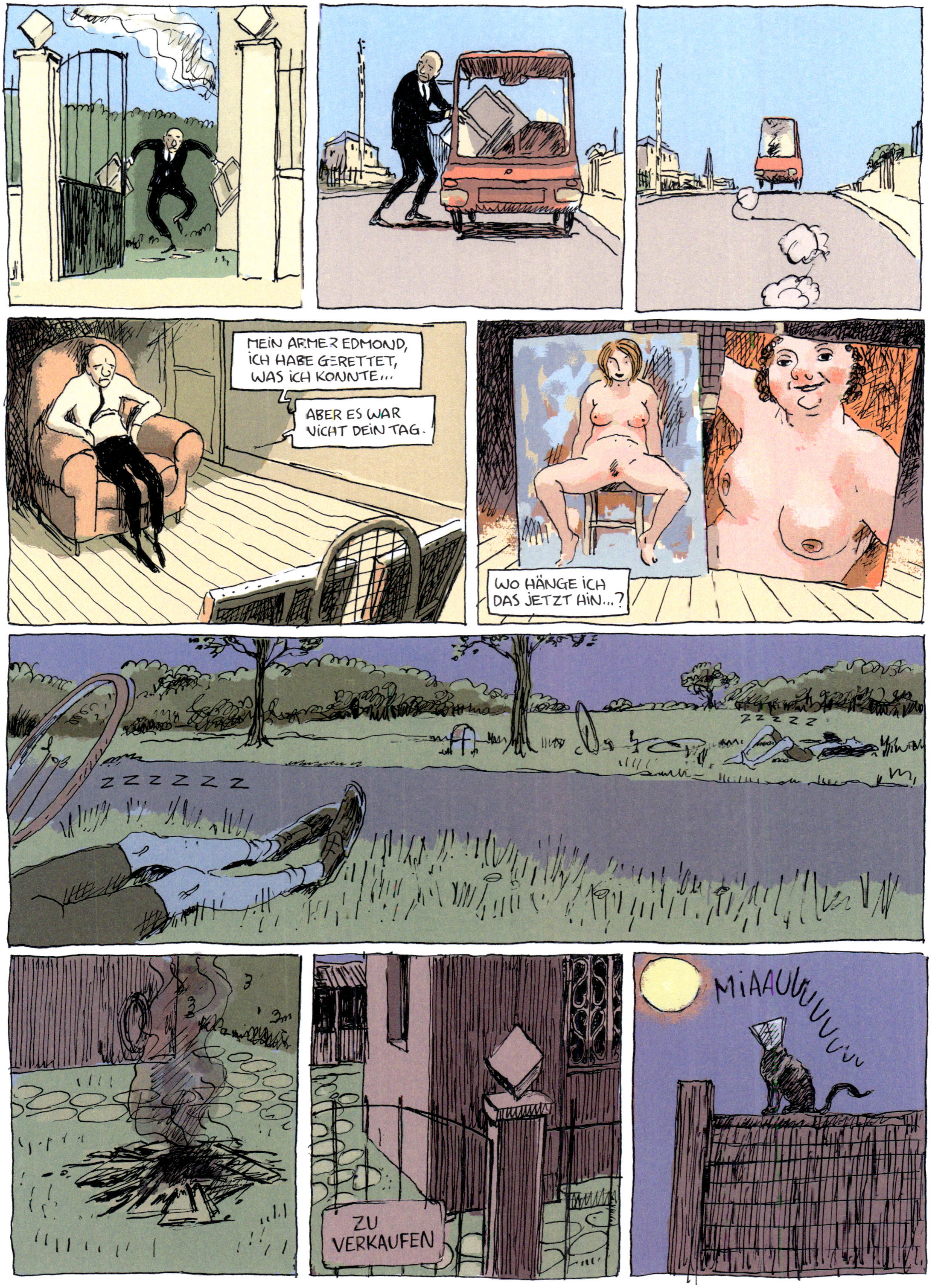
MEIN ARMER EDMOND, ICH HABE GERETTET, WAS ICH KONNTE...
ABER ES WAR NICHT DEIN TAG.
WO HÄNGE ICH DAS JETZT HIN...?
ZZZZZ
ZZZZZZ
ZU VERKAUFEN
MIAAUUUUUUU

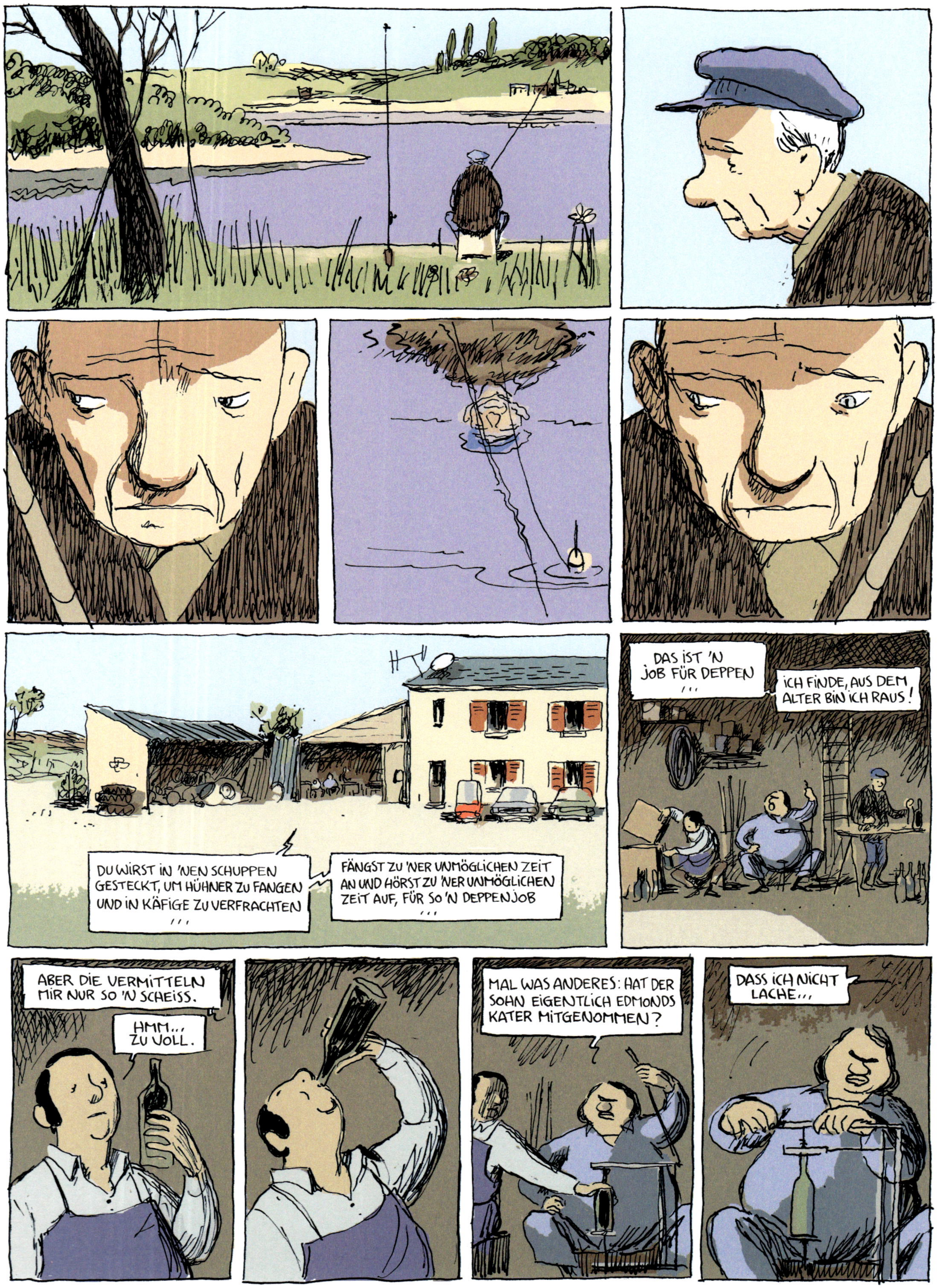
DU WIRST IN 'NEN SCHUPPEN GESTECKT, UM HÜHNER ZU FANGEN UND IN KÄFIGE ZU VERFRACHTEN ...
FÄNGST ZU 'NER UNMÖGLICHEN ZEIT AN UND HÖRST ZU 'NER UNMÖGLICHEN ZEIT AUF, FÜR SO 'N DEPPENJOB ...
DAS IST 'N JOB FÜR DEPPEN ...
ICH FINDE, AUS DEM ALTER BIN ICH RAUS!
ABER DIE VERMITTELN MIR NUR SO 'N SCHEISS.
HMM... ZU VOLL.
MAL WAS ANDERES: HAT DER SOHN EIGENTLICH EDMONDS KATER MITGENOMMEN?
DASS ICH NICHT LACHE...

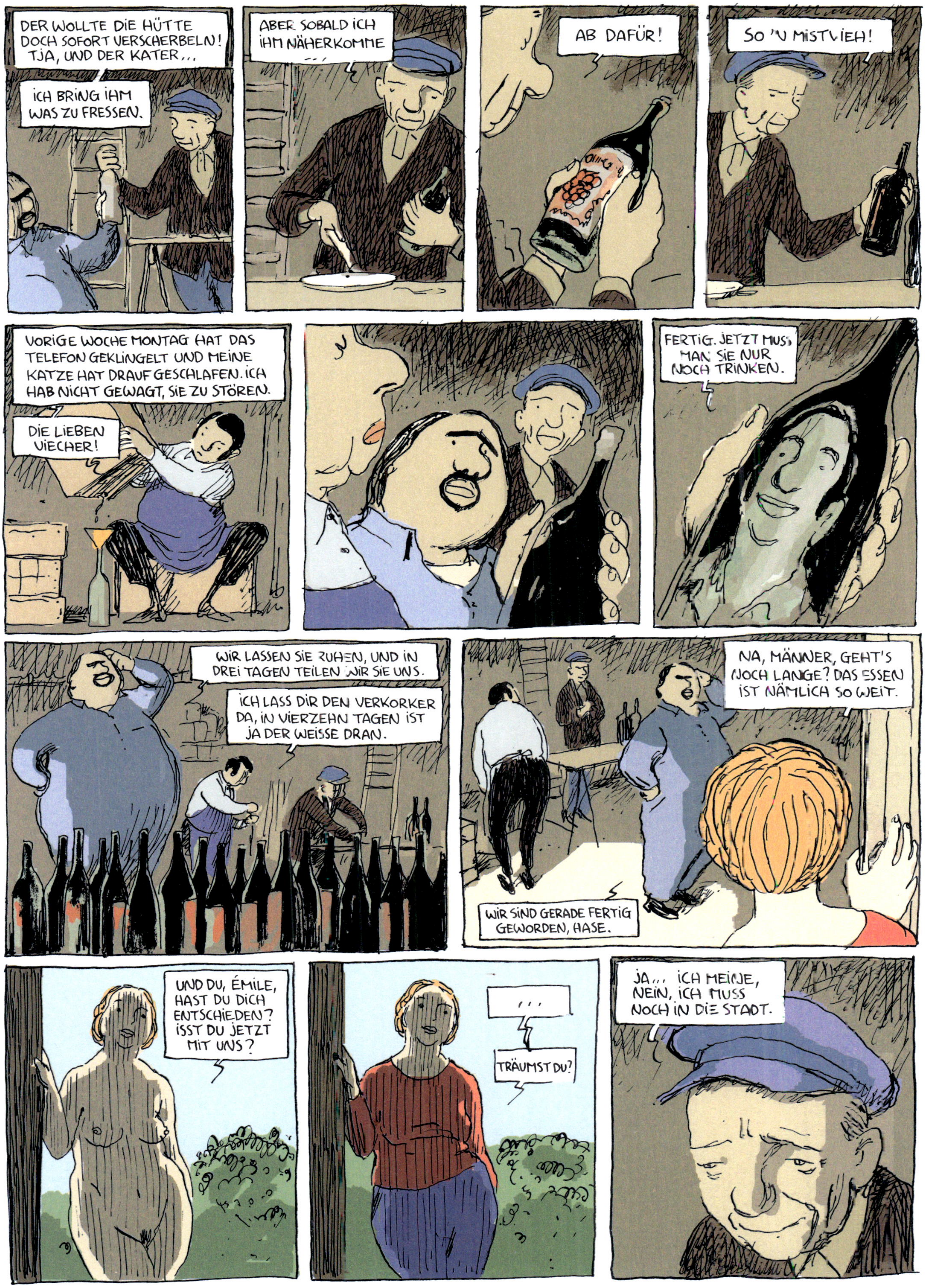
DER WOLLTE DIE HÜTTE DOCH SOFORT VERSCHERBELN! TJA, UND DER KATER...
ICH BRING IHM WAS ZU FRESSEN.
ABER SOBALD ICH IHM NÄHERKOMME ...
AB DAFÜR!
SO 'N MISTVIEH!
VORIGE WOCHE MONTAG HAT DAS TELEFON GEKLINGELT UND MEINE KATZE HAT DRAUF GESCHLAFEN. ICH HAB NICHT GEWAGT, SIE ZU STÖREN.
DIE LIEBEN VIECHER!
FERTIG. JETZT MUSS MAN SIE NUR NOCH TRINKEN.
WIR LASSEN SIE RUHEN, UND IN DREI TAGEN TEILEN WIR SIE UNS.
ICH LASS DIR DEN VERKORKER DA, IN VIERZEHN TAGEN IST JA DER WEISSE DRAN.
NA, MÄNNER, GEHT'S NOCH LANGE? DAS ESSEN IST NÄMLICH SO WEIT.
WIR SIND GERADE FERTIG GEWORDEN, HASE.
UND DU, ÉMILE, HAST DU DICH ENTSCHIEDEN? ISST DU JETZT MIT UNS?
...
TRÄUMST DU?
JA... ICH MEINE, NEIN, ICH MUSS NOCH IN DIE STADT.

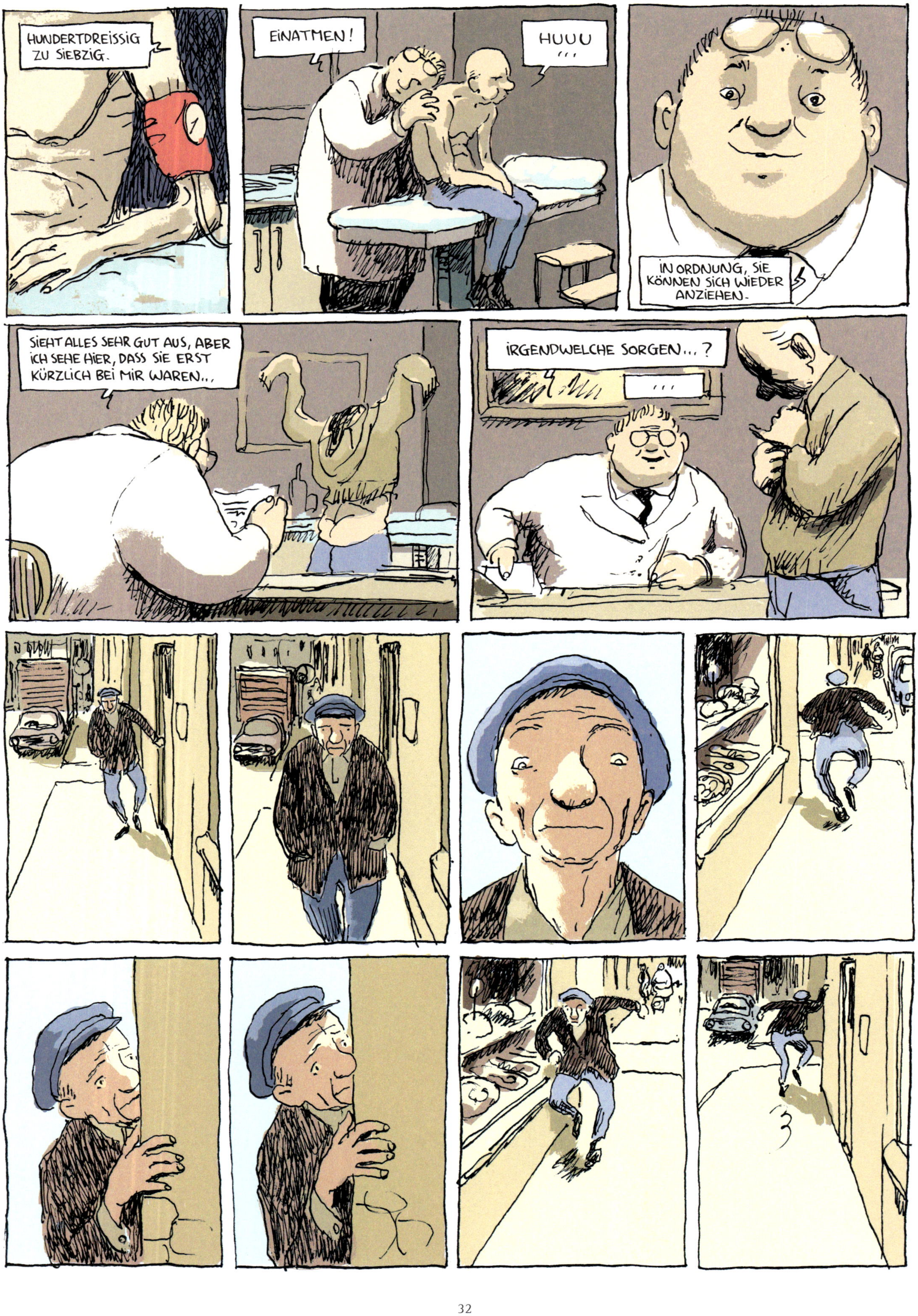
HUNDERTDREISSIG ZU SIEBZIG.
EINATMEN!
HUUU ...
IN ORDNUNG, SIE KÖNNEN SICH WIEDER ANZIEHEN.
SIEHT ALLES SEHR GUT AUS, ABER ICH SEHE HIER, DASS SIE ERST KÜRZLICH BEI MIR WAREN...
IRGENDWELCHE SORGEN...?
...

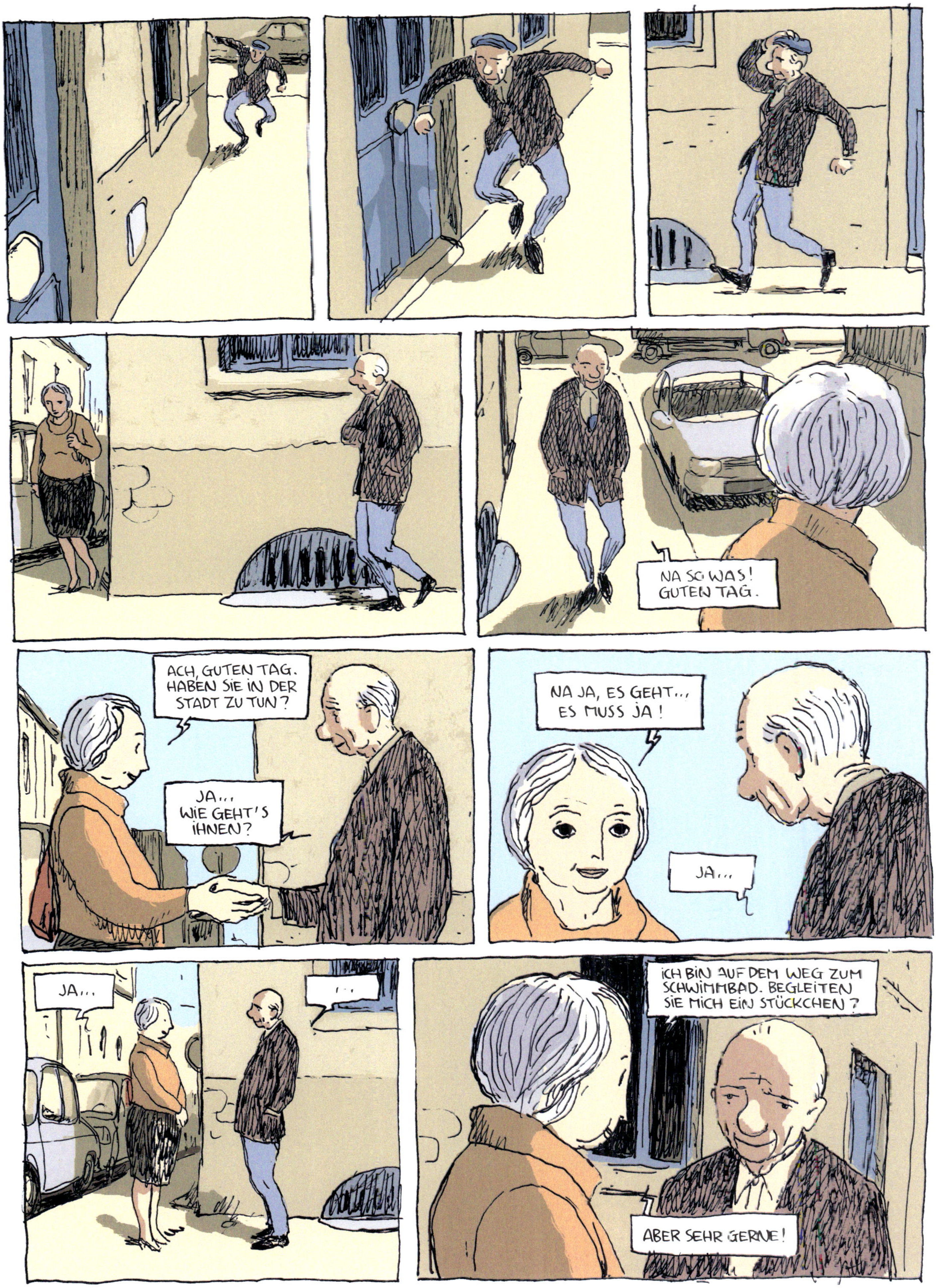
NA SO WAS!
GUTEN TAG.
ACH, GUTEN TAG.
HABEN SIE IN DER STADT ZU TUN?
JA...
WIE GEHT'S IHNEN?
NA JA, ES GEHT...,
ES MUSS JA!
JA...
JA...
...
ICH BIN AUF DEM WEG ZUM SCHWIMMBAD. BEGLEITEN SIE MICH EIN STÜCKCHEN?
ABER SEHR GERNE!

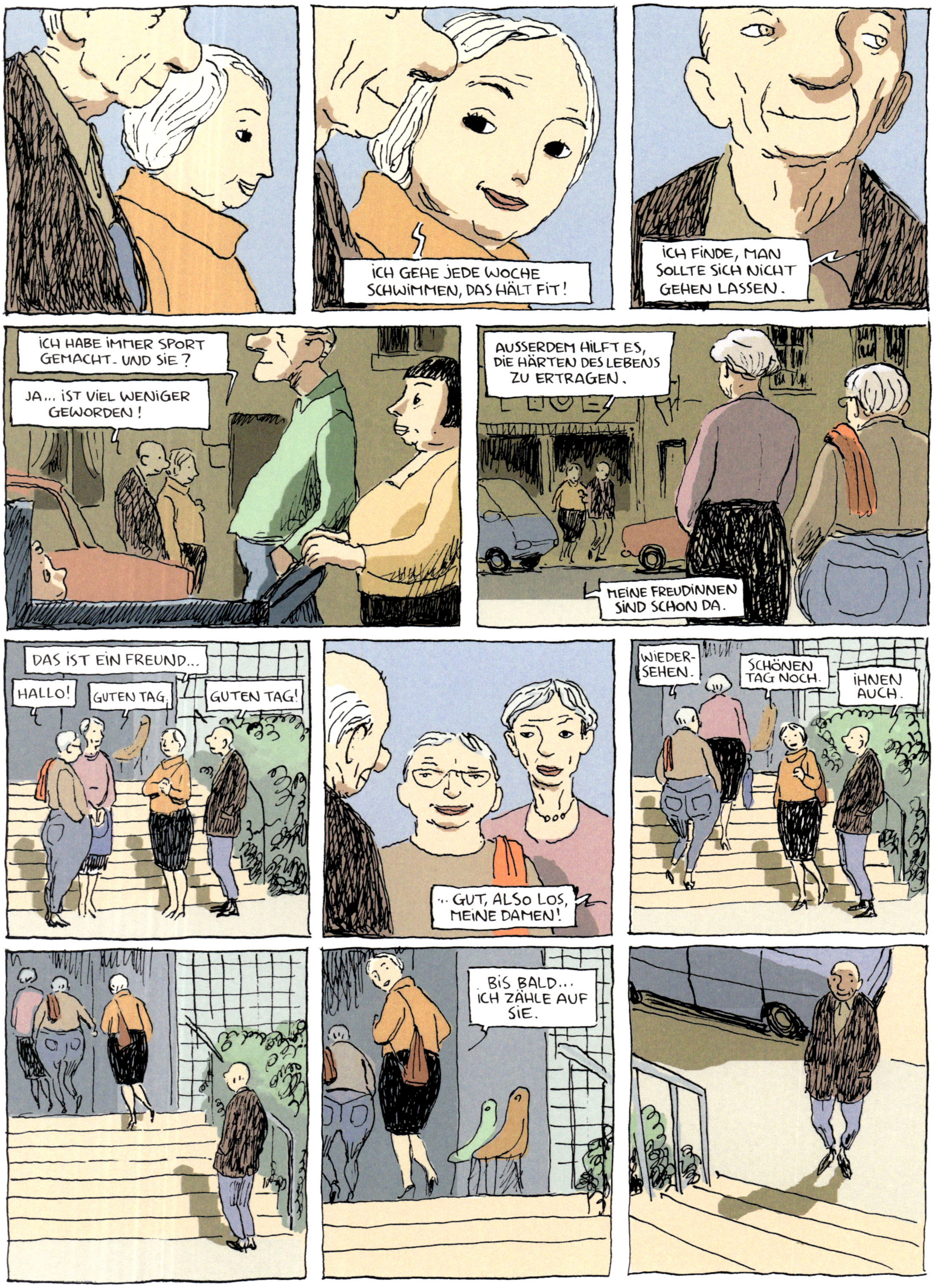
ICH GEHE JEDE WOCHE SCHWIMMEN, DAS HÄLT FIT!
ICH FINDE, MAN SOLLTE SICH NICHT GEHEN LASSEN.
ICH HABE IMMER SPORT GEMACHT. UND SIE?
JA... IST VIEL WENIGER GEWORDEN!
AUSSERDEM HILFT ES, DIE HÄRTEN DES LEBENS ZU ERTRAGEN.
MEINE FREUDINNEN SIND SCHON DA.
DAS IST EIN FREUND...
HALLO!
GUTEN TAG.
GUTEN TAG!
.. GUT, ALSO LOS, MEINE DAMEN!
WIEDER-SEHEN.
SCHÖNEN TAG NOCH.
IHNEN AUCH.
BIS BALD... ICH ZÄHLE AUF SIE.

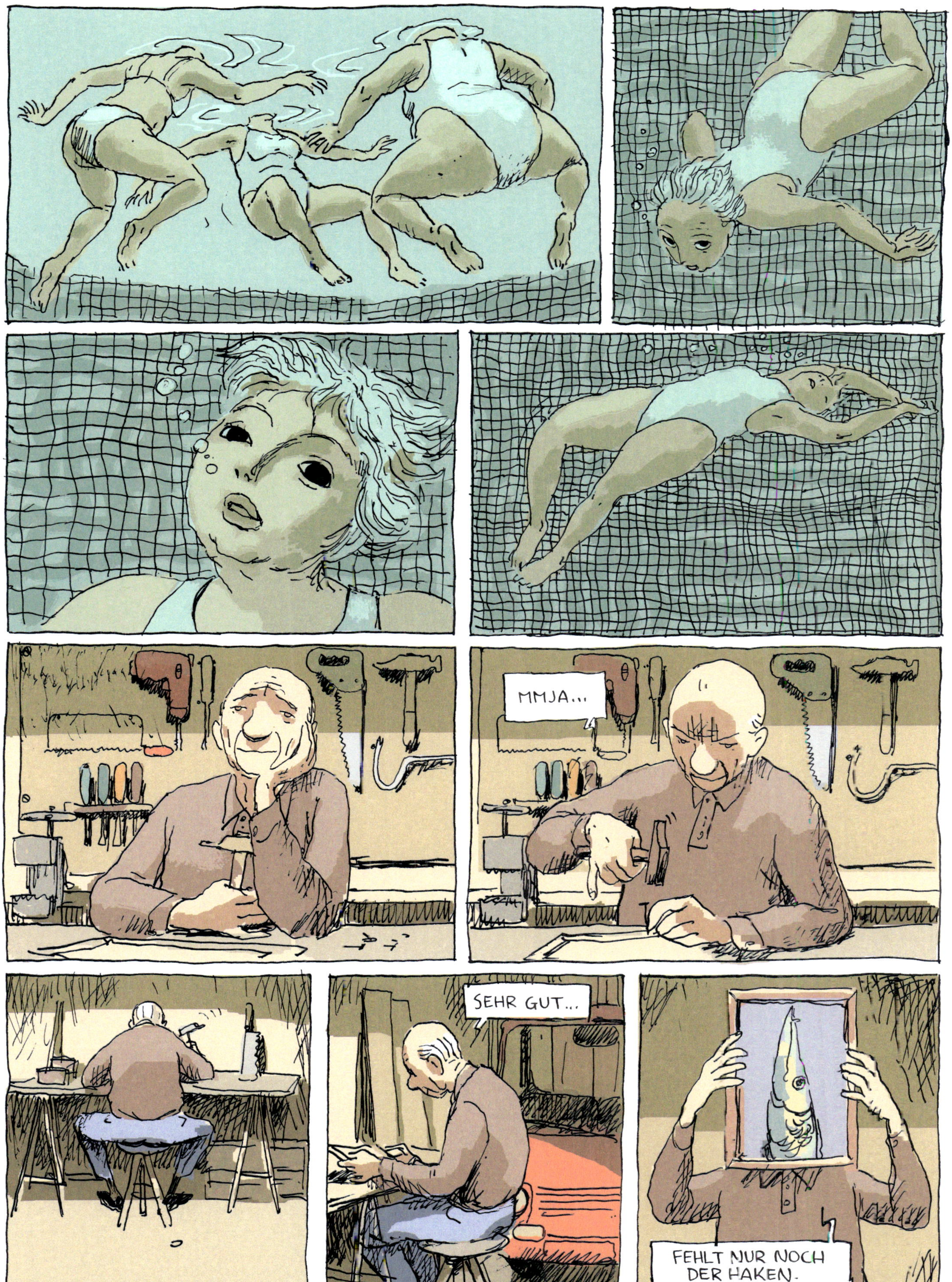
MMJA...
SEHR GUT...
FEHLT NUR NOCH DER HAKEN.

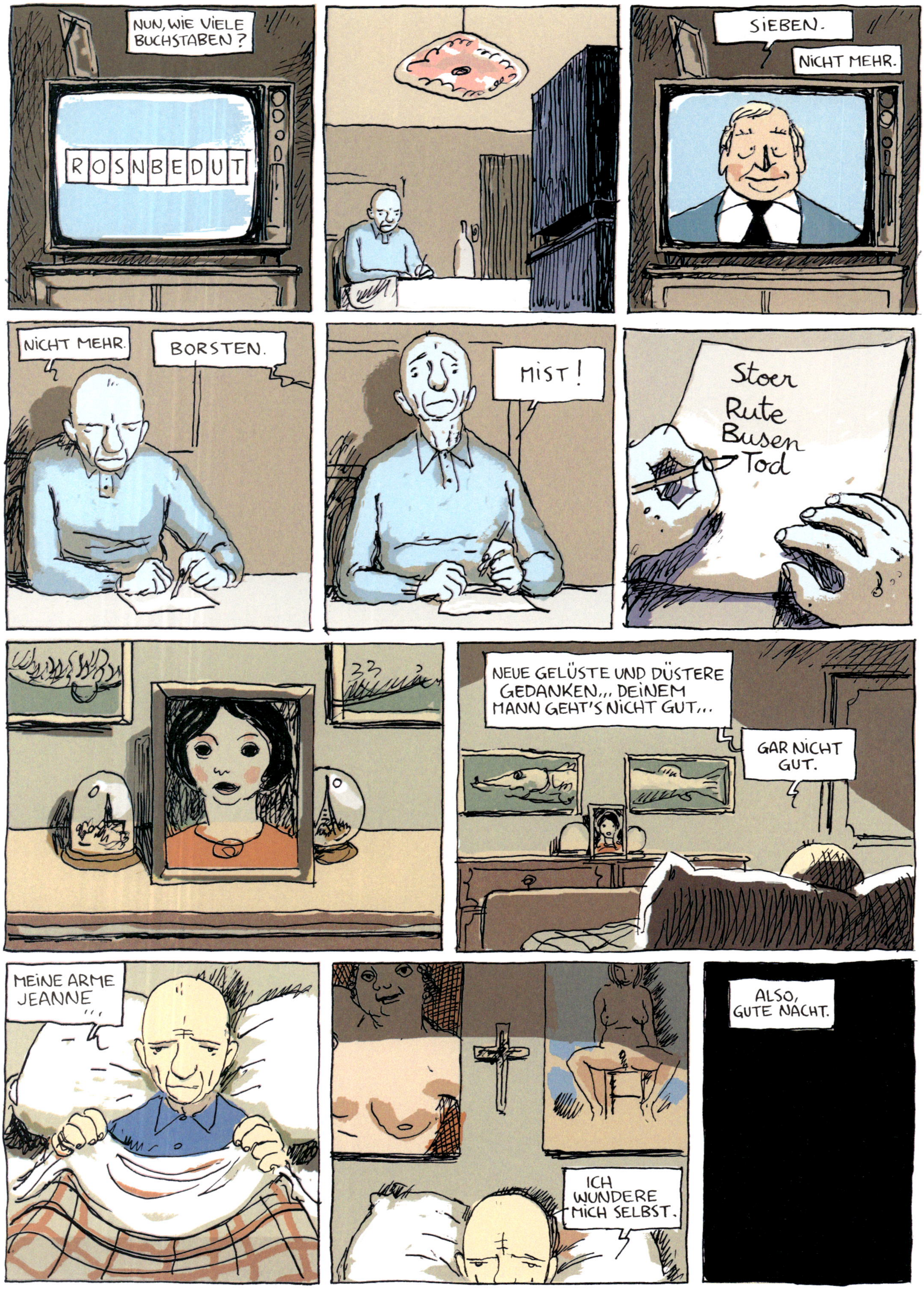
NUN, WIE VIELE BUCHSTABEN?
ROSNBEDUT
SIEBEN.
NICHT MEHR.
NICHT MEHR.
BORSTEN.
MIST!
Stoer
Rute
Busen
Tod
NEUE GELÜSTE UND DÜSTERE GEDANKEN... DEINEM MANN GEHT'S NICHT GUT...
GAR NICHT GUT.
MEINE ARME JEANNE...
ICH WUNDERE MICH SELBST.
ALSO, GUTE NACHT.

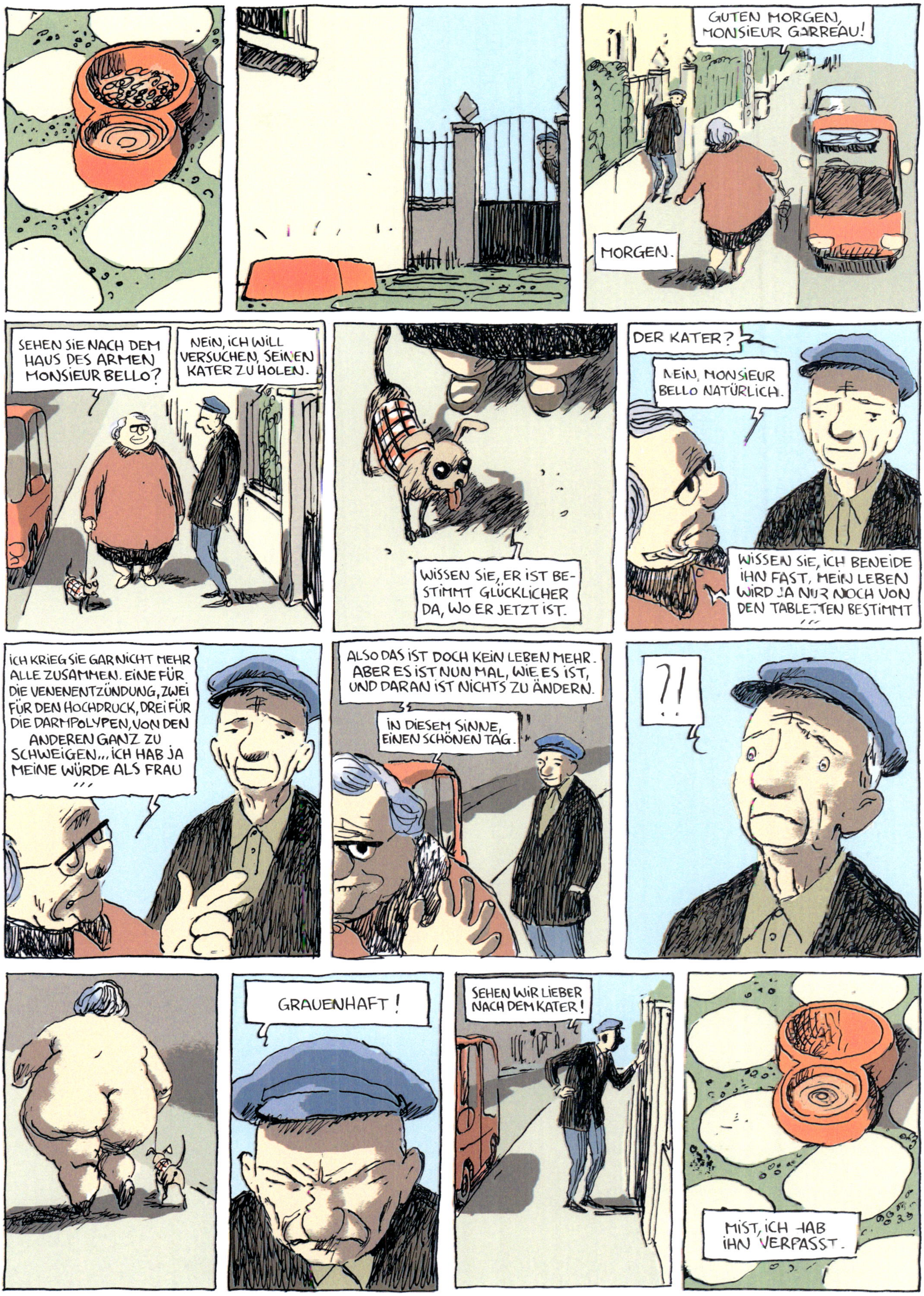
GUTEN MORGEN, MONSIEUR GARREAU!
MORGEN.
SEHEN SIE NACH DEM HAUS DES ARMEN MONSIEUR BELLO?
NEIN, ICH WILL VERSUCHEN, SEINEN KATER ZU HOLEN.
WISSEN SIE, ER IST BESTIMMT GLÜCKLICHER DA, WO ER JETZT IST.
DER KATER?
NEIN, MONSIEUR BELLO NATÜRLICH.
WISSEN SIE, ICH BENEIDE IHN FAST, MEIN LEBEN WIRD JA NUR NOCH VON DEN TABLETTEN BESTIMMT ...
ICH KRIEG SIE GAR NICHT MEHR ALLE ZUSAMMEN. EINE FÜR DIE VENENENTZÜNDUNG, ZWEI FÜR DEN HOCHDRUCK, DREI FÜR DIE DARMPOLYPEN, VON DEN ANDEREN GANZ ZU SCHWEIGEN... ICH HAB JA MEINE WÜRDE ALS FRAU ...
ALSO DAS IST DOCH KEIN LEBEN MEHR. ABER ES IST NUN MAL, WIE ES IST, UND DARAN IST NICHTS ZU ÄNDERN.
IN DIESEM SINNE, EINEN SCHÖNEN TAG.
?!
GRAUENHAFT!
SEHEN WIR LIEBER NACH DEM KATER!
MIST, ICH HAB IHN VERPASST.

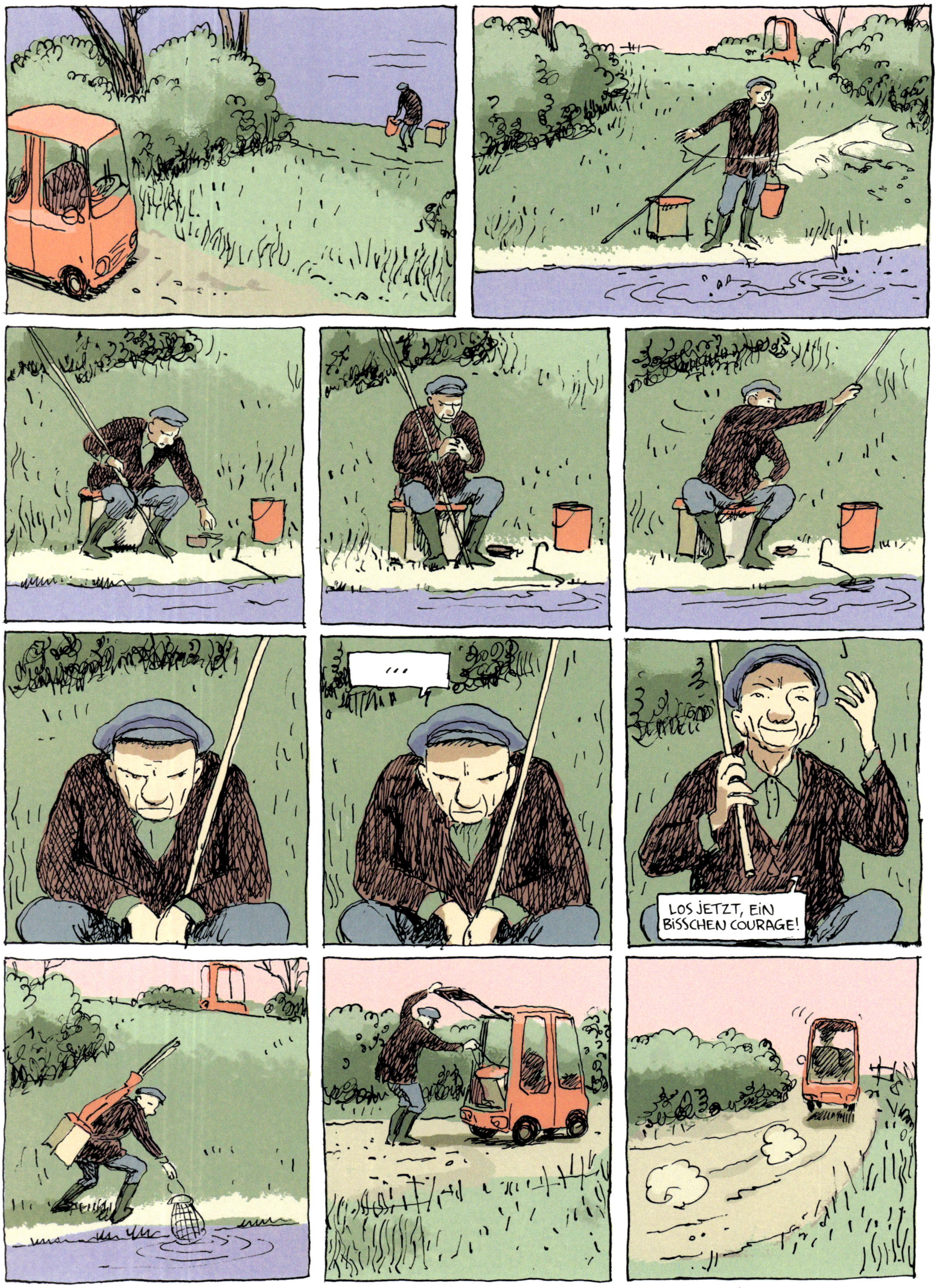
...
LOS JETZT, EIN BISSCHEN COURAGE!

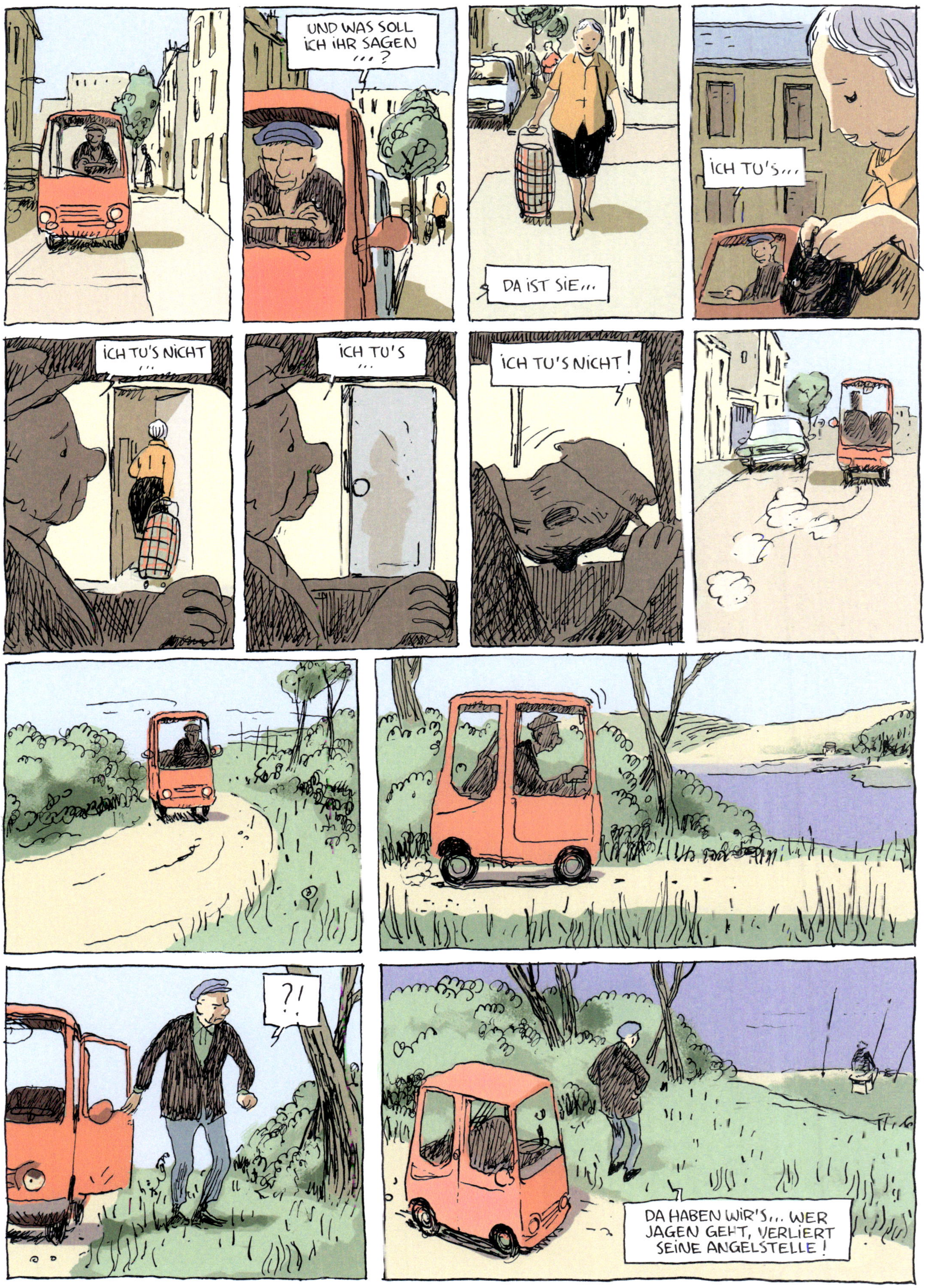
UND WAS SOLL ICH IHR SAGEN ...?
DA IST SIE...
ICH TU'S...
ICH TU'S NICHT ...
ICH TU'S ...
ICH TU'S NICHT!
?!
DA HABEN WIR'S... WER JAGEN GEHT, VERLIERT SEINE ANGELSTELLE!

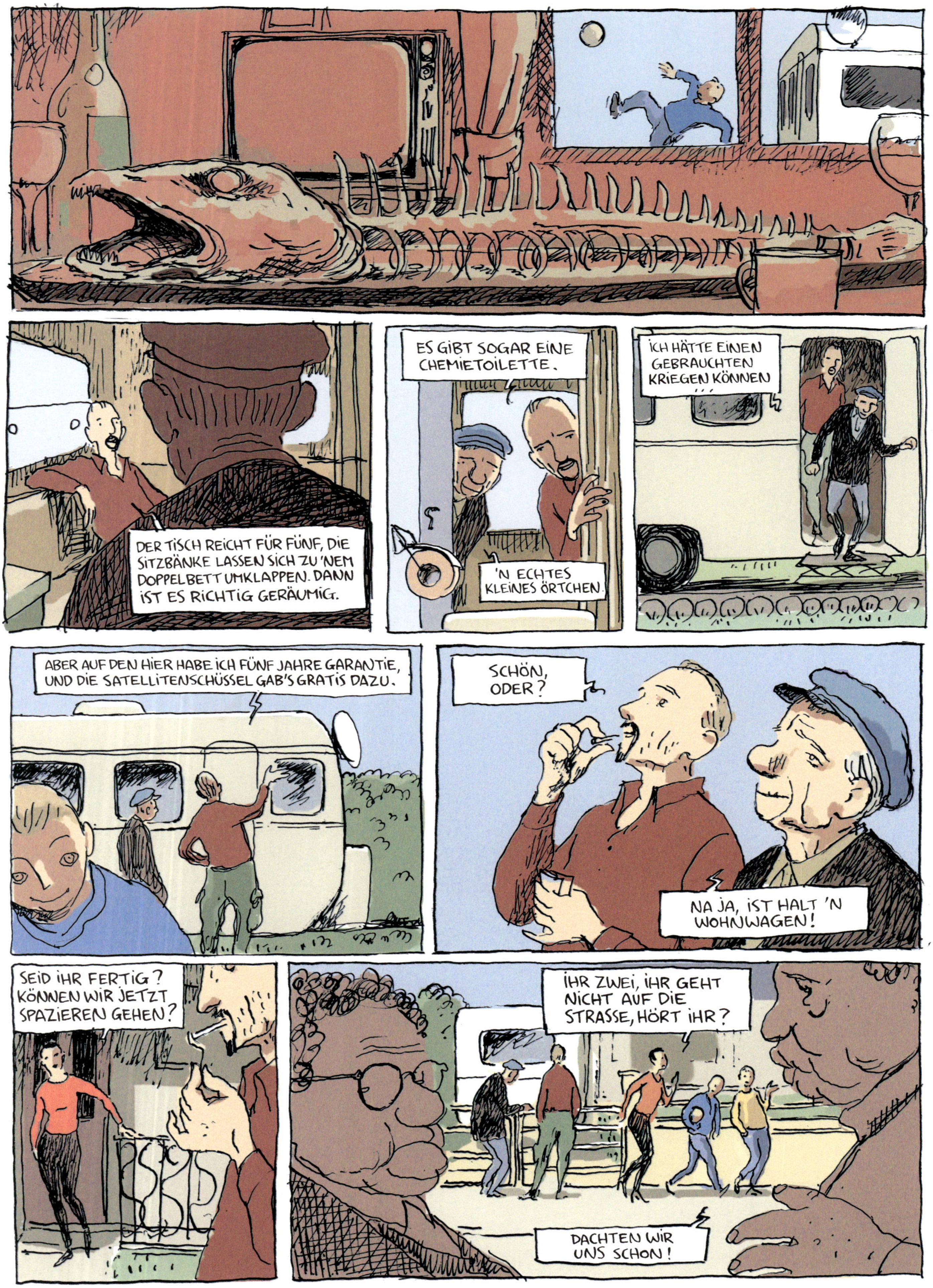
DER TISCH REICHT FÜR FÜNF, DIE SITZBÄNKE LASSEN SICH ZU 'NEM DOPPELBETT UMKLAPPEN. DANN IST ES RICHTIG GERÄUMIG.
ES GIBT SOGAR EINE CHEMIETOILETTE.
'N ECHTES KLEINES ÖRTCHEN.
ICH HÄTTE EINEN GEBRAUCHTEN KRIEGEN KÖNNEN...
ABER AUF DEN HIER HABE ICH FÜNF JAHRE GARANTIE, UND DIE SATELLITENSCHÜSSEL GAB'S GRATIS DAZU.
SCHÖN, ODER?
NA JA, IST HALT 'N WOHNWAGEN!
SEID IHR FERTIG? KÖNNEN WIR JETZT SPAZIEREN GEHEN?
IHR ZWEI, IHR GEHT NICHT AUF DIE STRASSE, HÖRT IHR?
DACHTEN WIR UNS SCHON!

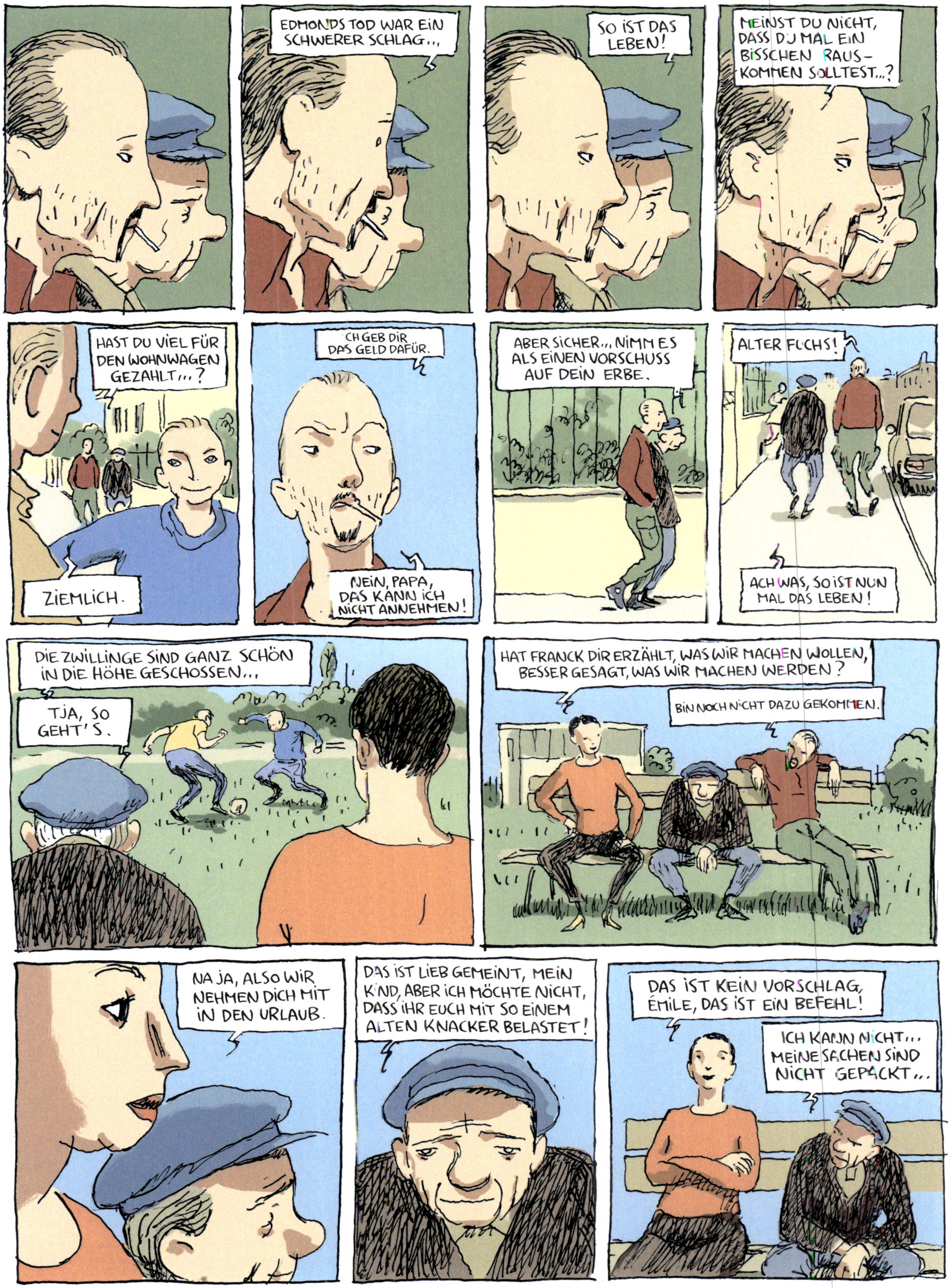
EDMONDS TOD WAR EIN SCHWERER SCHLAG...
SO IST DAS LEBEN!
MEINST DU NICHT, DASS DU MAL EIN BISSCHEN RAUS-KOMMEN SOLLTEST...?
HAST DU VIEL FÜR DEN WOHNWAGEN GEZAHLT...?
ZIEMLICH.
ICH GEB DIR DAS GELD DAFÜR.
NEIN, PAPA, DAS KANN ICH NICHT ANNEHMEN!
ABER SICHER... NIMM ES ALS EINEN VORSCHUSS AUF DEIN ERBE.
ALTER FUCHS!
ACH WAS, SO IST NUN MAL DAS LEBEN!
DIE ZWILLINGE SIND GANZ SCHÖN IN DIE HÖHE GESCHOSSEN...
TJA, SO GEHT'S.
HAT FRANCK DIR ERZÄHLT, WAS WIR MACHEN WOLLEN, BESSER GESAGT, WAS WIR MACHEN WERDEN?
BIN NOCH NICHT DAZU GEKOMMEN.
NA JA, ALSO WIR NEHMEN DICH MIT IN DEN URLAUB.
DAS IST LIEB GEMEINT, MEIN KIND, ABER ICH MÖCHTE NICHT, DASS IHR EUCH MIT SO EINEM ALTEN KNACKER BELASTET!
DAS IST KEIN VORSCHLAG, ÉMILE, DAS IST EIN BEFEHL!
ICH KANN NICHT... MEINE SACHEN SIND NICHT GEPACKT...

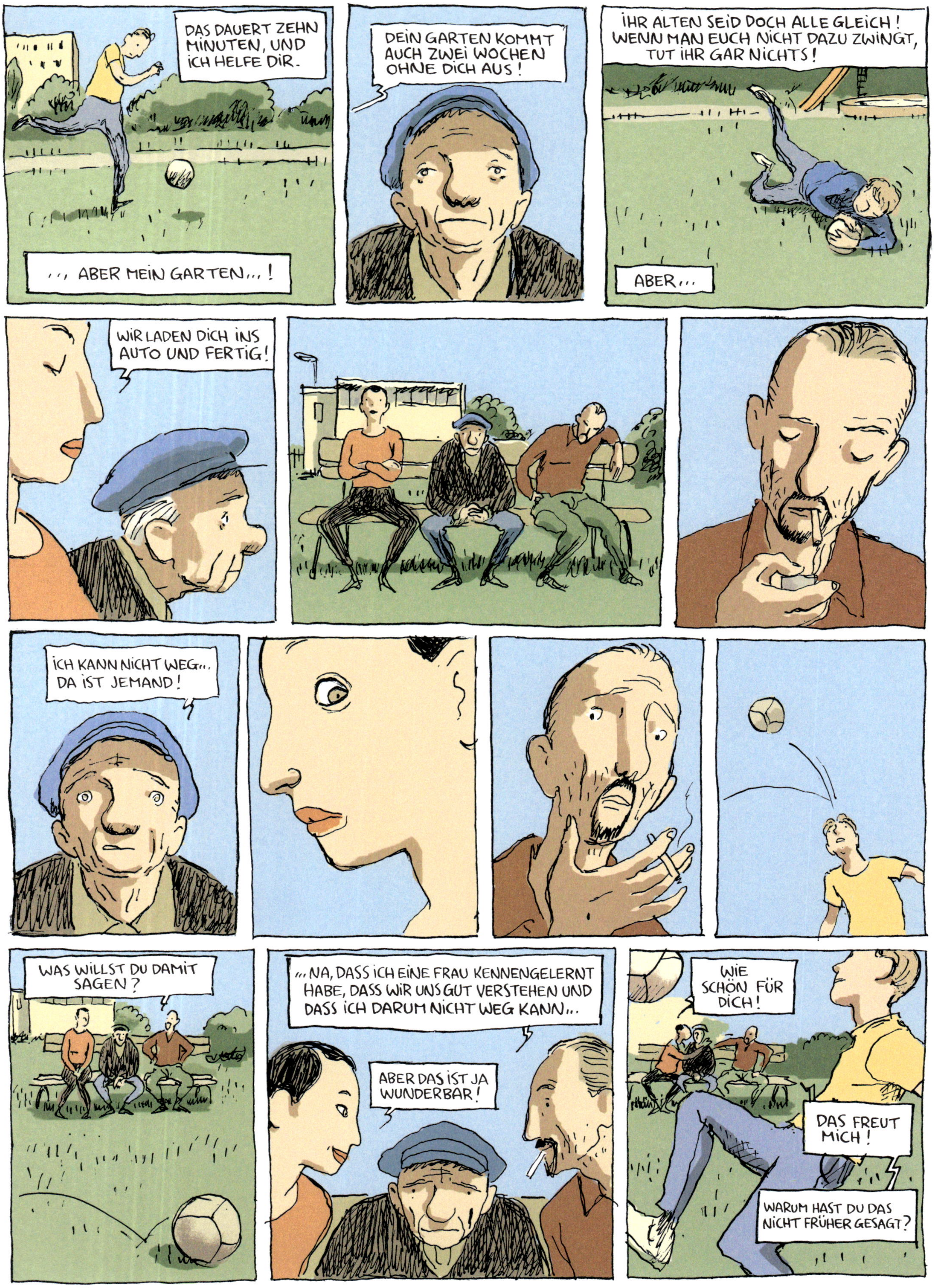

DAS DAUERT ZEHN MINUTEN, UND ICH HELFE DIR.
..., ABER MEIN GARTEN...!
DEIN GARTEN KOMMT AUCH ZWEI WOCHEN OHNE DICH AUS!
IHR ALTEN SEID DOCH ALLE GLEICH! WENN MAN EUCH NICHT DAZU ZWINGT, TUT IHR GAR NICHTS!
ABER...
WIR LADEN DICH INS AUTO UND FERTIG!
ICH KANN NICHT WEG... DA IST JEMAND!
WAS WILLST DU DAMIT SAGEN?
... NA, DASS ICH EINE FRAU KENNENGELERNT HABE, DASS WIR UNS GUT VERSTEHEN UND DASS ICH DARUM NICHT WEG KANN...
ABER DAS IST JA WUNDERBAR!
WIE SCHÖN FÜR DICH!
DAS FREUT MICH!
WARUM HAST DU DAS NICHT FRÜHER GESAGT?

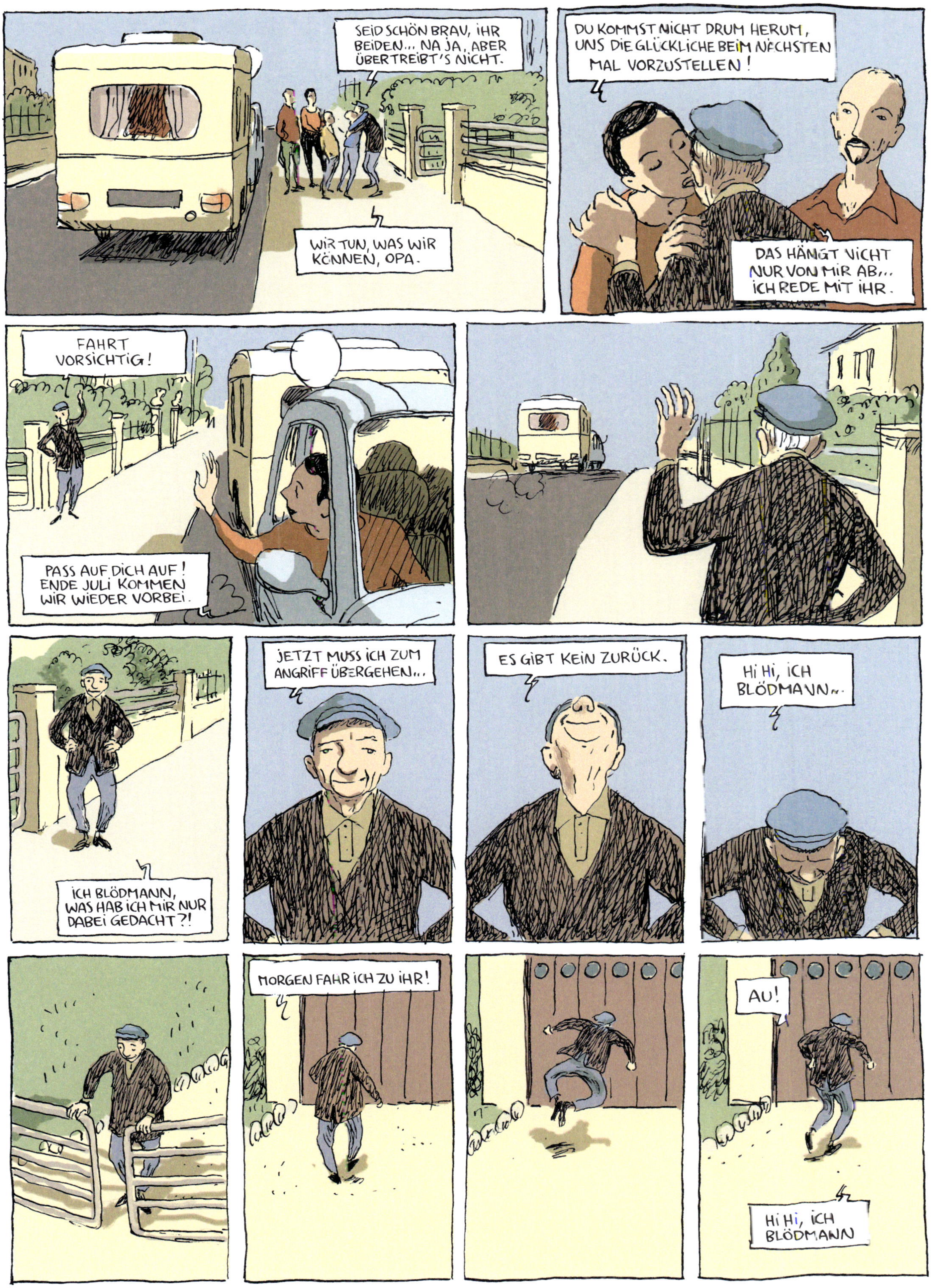

SEID SCHÖN BRAV, IHR BEIDEN... NA JA, ABER ÜBERTREIBT'S NICHT.
WIR TUN, WAS WIR KÖNNEN, OPA.
DU KOMMST NICHT DRUM HERUM, UNS DIE GLÜCKLICHE BEIM NÄCHSTEN MAL VORZUSTELLEN!
DAS HÄNGT NICHT NUR VON MIR AB... ICH REDE MIT IHR.
FAHRT VORSICHTIG!
PASS AUF DICH AUF! ENDE JULI KOMMEN WIR WIEDER VORBEI.
ICH BLÖDMANN, WAS HAB ICH MIR NUR DABEI GEDACHT?!
JETZT MUSS ICH ZUM ANGRIFF ÜBERGEHEN...
ES GIBT KEIN ZURÜCK.
HI HI, ICH BLÖDMANN...
MORGEN FAHR ICH ZU IHR!
AU!
HI HI, ICH BLÖDMANN

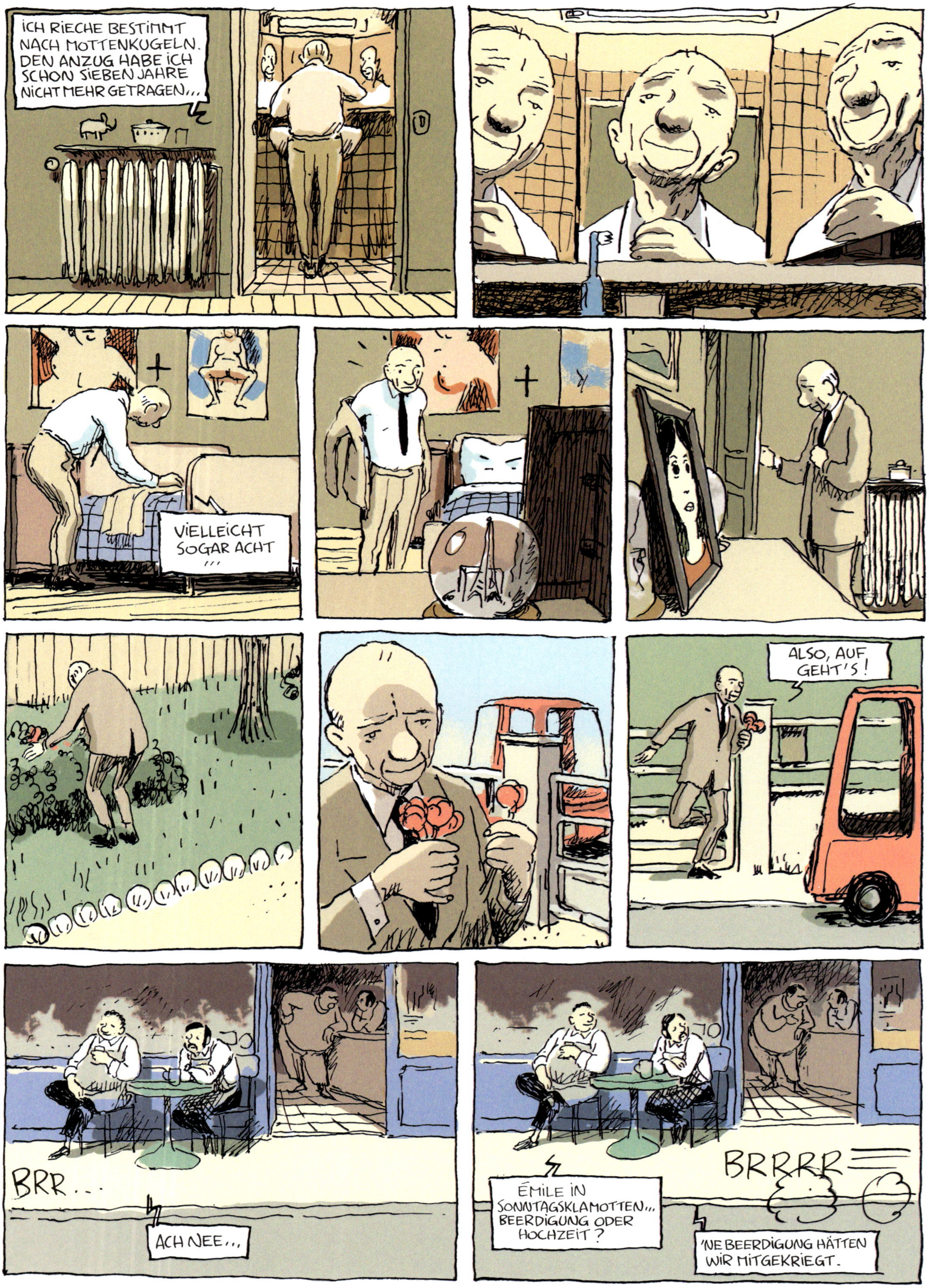
ICH RIECHE BESTIMMT NACH MOTTENKUGELN. DEN ANZUG HABE ICH SCHON SIEBEN JAHRE NICHT MEHR GETRAGEN...
VIELLEICHT SOGAR ACHT ...
ALSO, AUF GEHT'S!
BRR...
ACH NEE...
ÉMILE IN SONNTAGSKLAMOTTEN... BEERDIGUNG ODER HOCHZEIT?
BRRRR
'NE BEERDIGUNG HÄTTEN WIR MITGEKRIEGT.

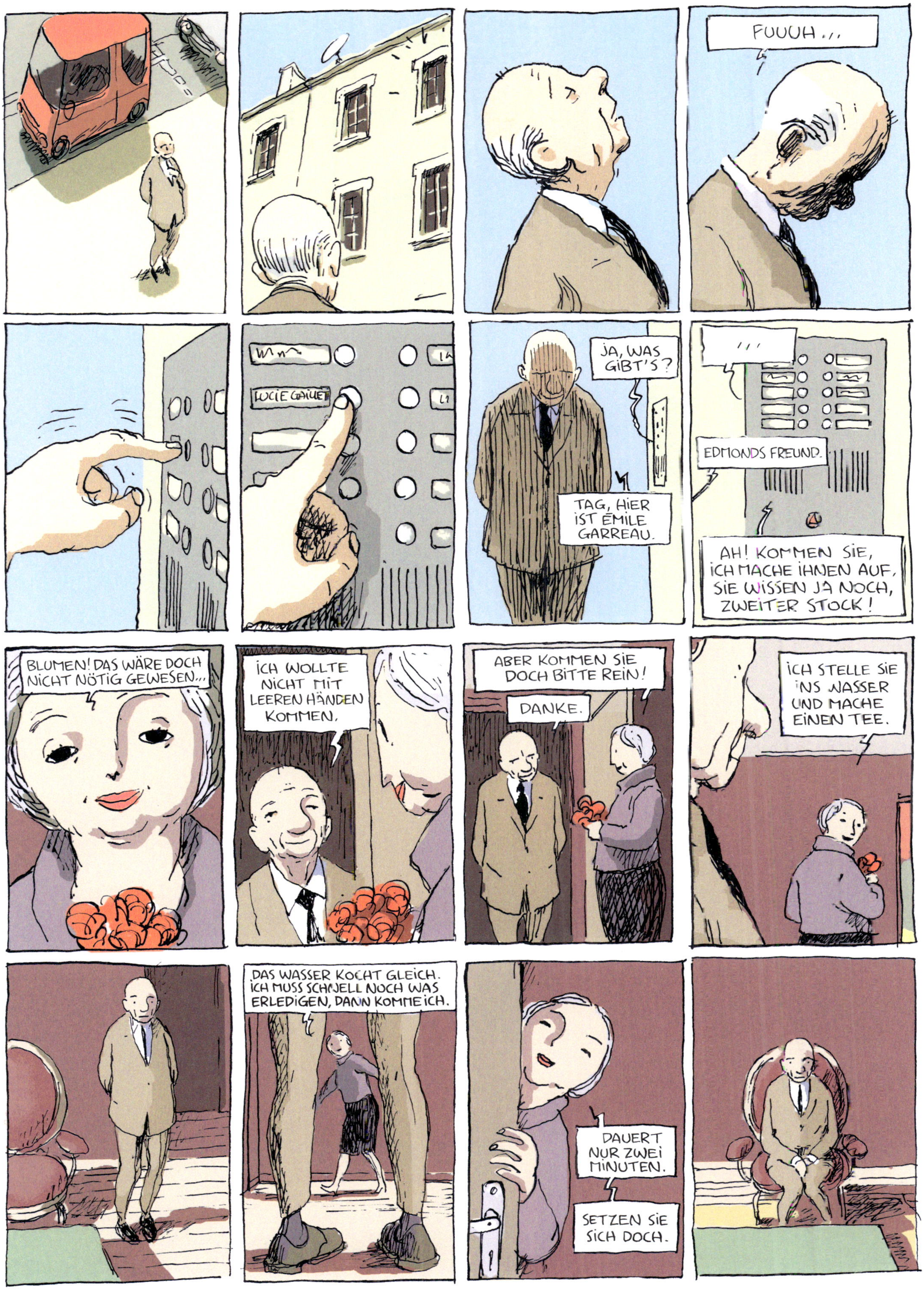
FUUUH ...
LUCIE GAILLET
JA, WAS GIBT'S?
TAG, HIER IST ÉMILE GARREAU.
...
EDMONDS FREUND.
AH! KOMMEN SIE, ICH MACHE IHNEN AUF, SIE WISSEN JA NOCH, ZWEITER STOCK!
BLUMEN! DAS WÄRE DOCH NICHT NÖTIG GEWESEN ...
ICH WOLLTE NICHT MIT LEEREN HÄNDEN KOMMEN.
ABER KOMMEN SIE DOCH BITTE REIN!
DANKE.
ICH STELLE SIE INS WASSER UND MACHE EINEN TEE.
DAS WASSER KOCHT GLEICH. ICH MUSS SCHNELL NOCH WAS ERLEDIGEN, DANN KOMME ICH.
DAUERT NUR ZWEI MINUTEN.
SETZEN SIE SICH DOCH.

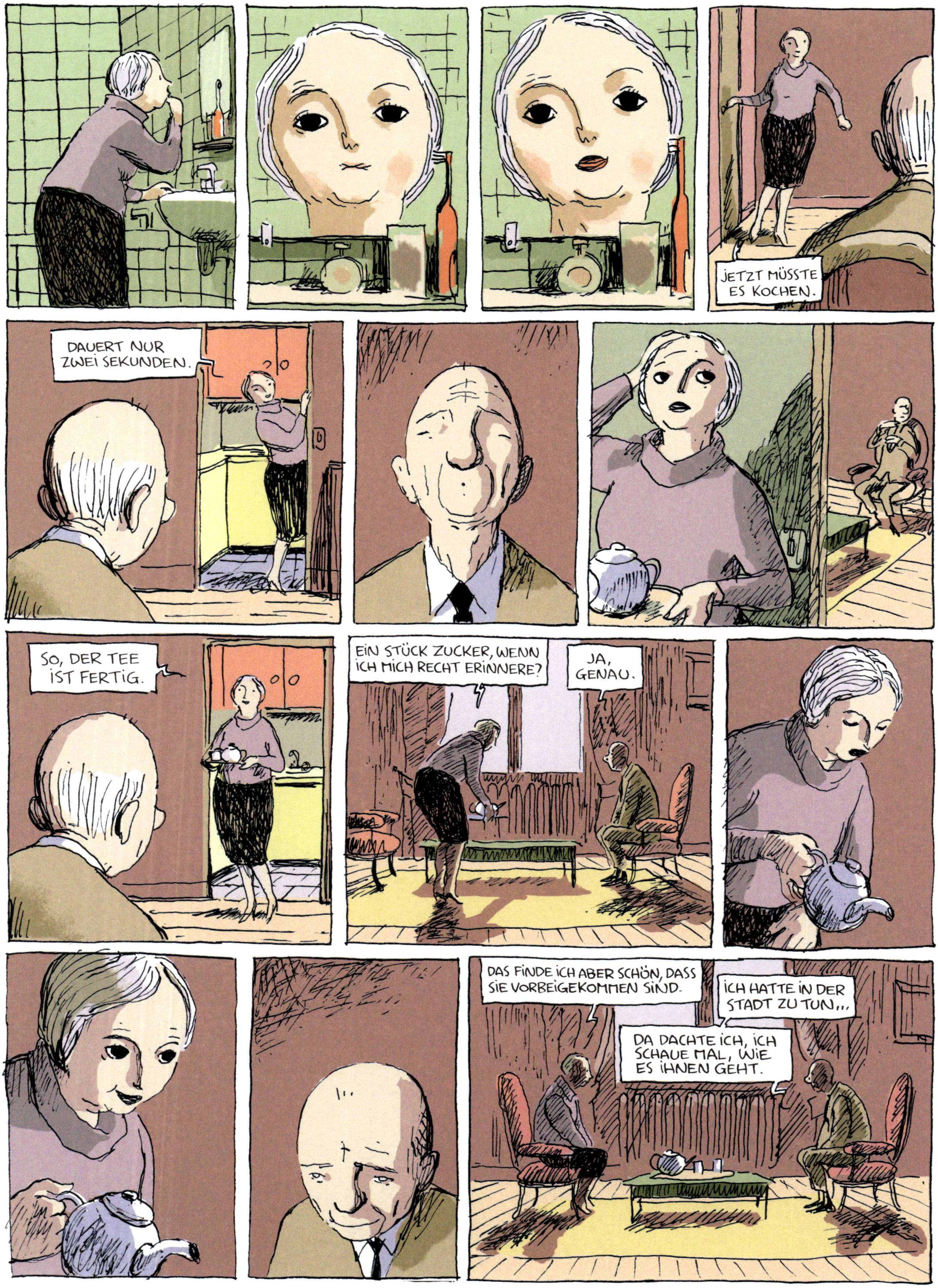
JETZT MÜSSTE ES KOCHEN.
DAUERT NUR ZWEI SEKUNDEN.
SO, DER TEE IST FERTIG.
EIN STÜCK ZUCKER, WENN ICH MICH RECHT ERINNERE?
JA, GENAU.
DAS FINDE ICH ABER SCHÖN, DASS SIE VORBEIGEKOMMEN SIND.
ICH HATTE IN DER STADT ZU TUN...
DA DACHTE ICH, ICH SCHAUE MAL, WIE ES IHNEN GEHT.

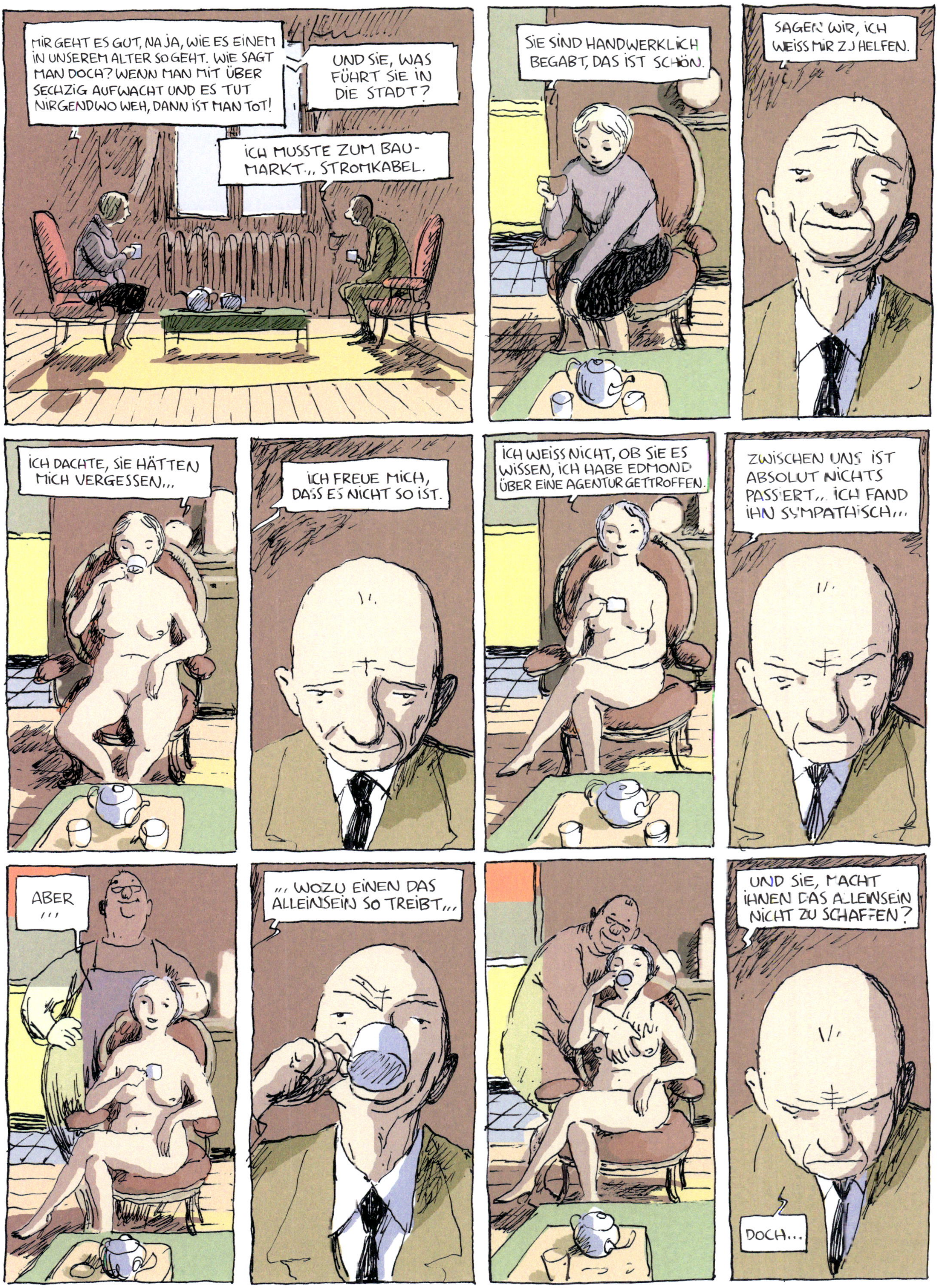
MIR GEHT ES GUT, NA JA, WIE ES EINEM IN UNSEREM ALTER SO GEHT. WIE SAGT MAN DOCH? WENN MAN MIT ÜBER SECHZIG AUFWACHT UND ES TUT NIRGENDWO WEH, DANN IST MAN TOT!
UND SIE, WAS FÜHRT SIE IN DIE STADT?
ICH MUSSTE ZUM BAU-MARKT.., STROMKABEL.
SIE SIND HANDWERKLICH BEGABT, DAS IST SCHÖN.
SAGEN WIR, ICH WEISS MIR ZU HELFEN.
ICH DACHTE, SIE HÄTTEN MICH VERGESSEN...
ICH FREUE MICH, DASS ES NICHT SO IST.
ICH WEISS NICHT, OB SIE ES WISSEN, ICH HABE EDMOND ÜBER EINE AGENTUR GETTROFFEN.
ZWISCHEN UNS IST ABSOLUT NICHTS PASSIERT... ICH FAND IHN SYMPATHISCH...
ABER ...
... WOZU EINEN DAS ALLEINSEIN SO TREIBT...
UND SIE, MACHT IHNEN DAS ALLEINSEIN NICHT ZU SCHAFFEN?
DOCH...

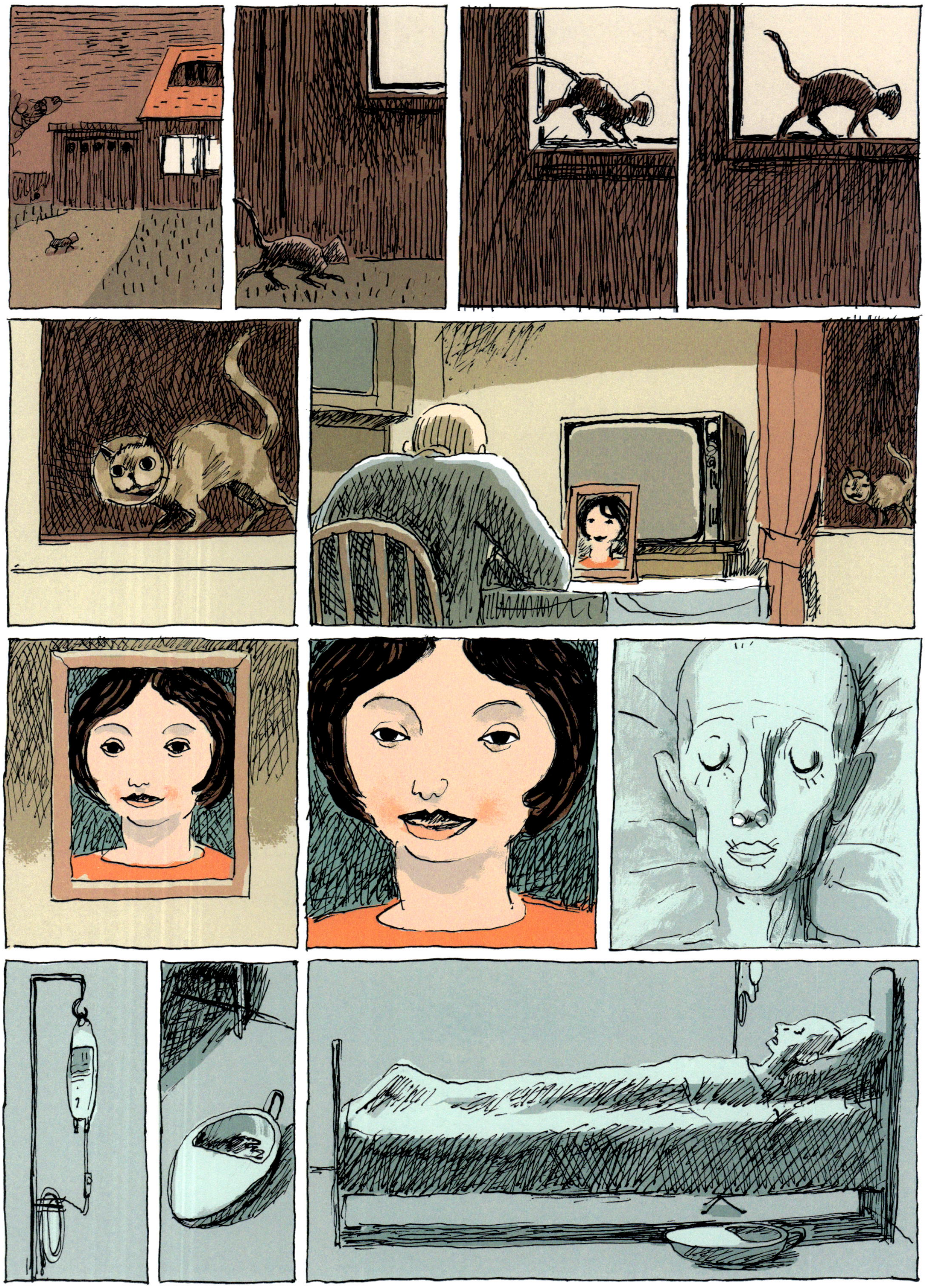

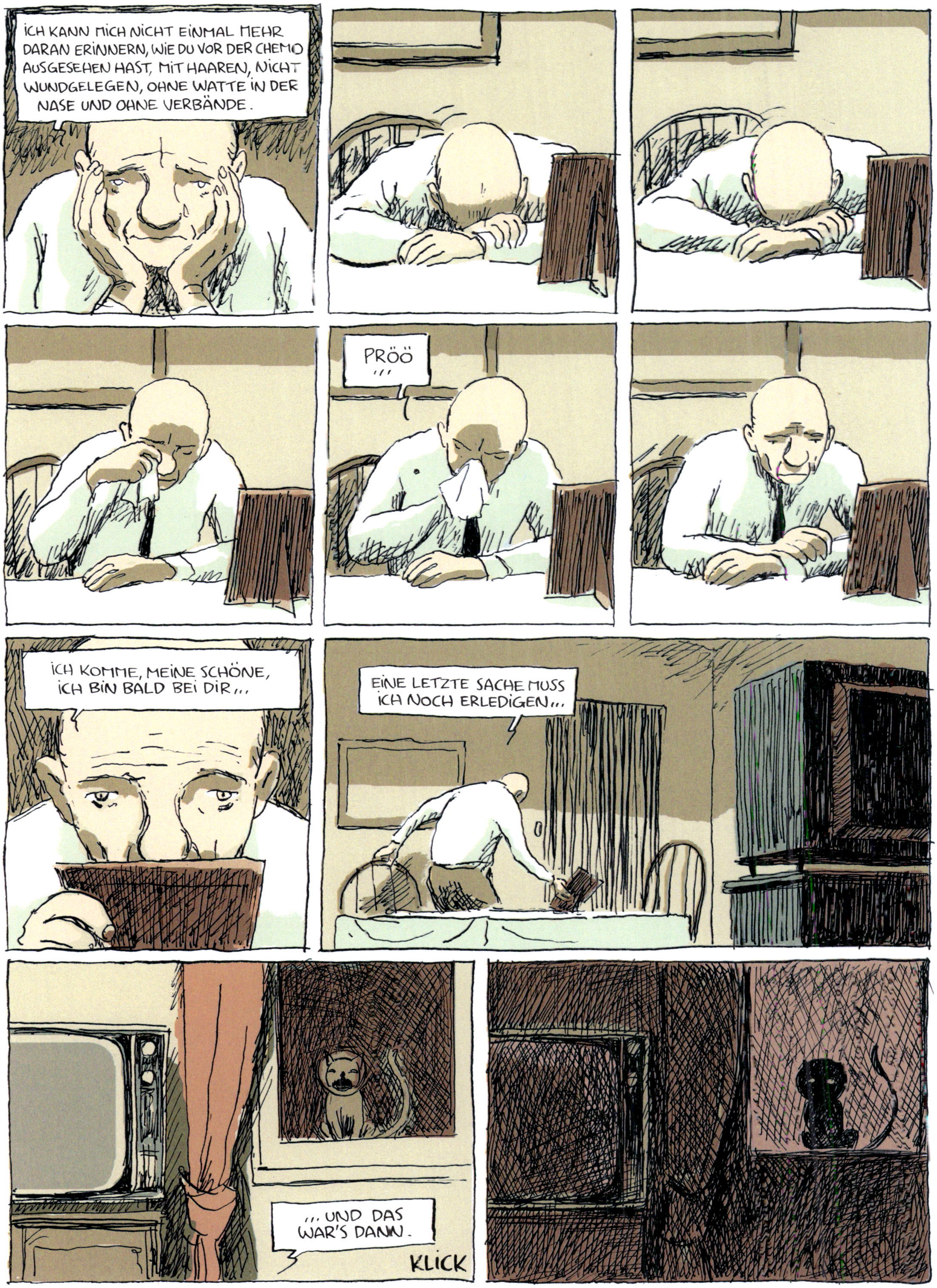

ICH KANN MICH NICHT EINMAL MEHR DARAN ERINNERN, WIE DU VOR DER CHEMO AUSGESEHEN HAST, MIT HAAREN, NICHT WUNDGELEGEN, OHNE WATTE IN DER NASE UND OHNE VERBÄNDE.
PRÖÖ ...
ICH KOMME, MEINE SCHÖNE, ICH BIN BALD BEI DIR...
EINE LETZTE SACHE MUSS ICH NOCH ERLEDIGEN...
... UND DAS WAR'S DANN.
KLICK

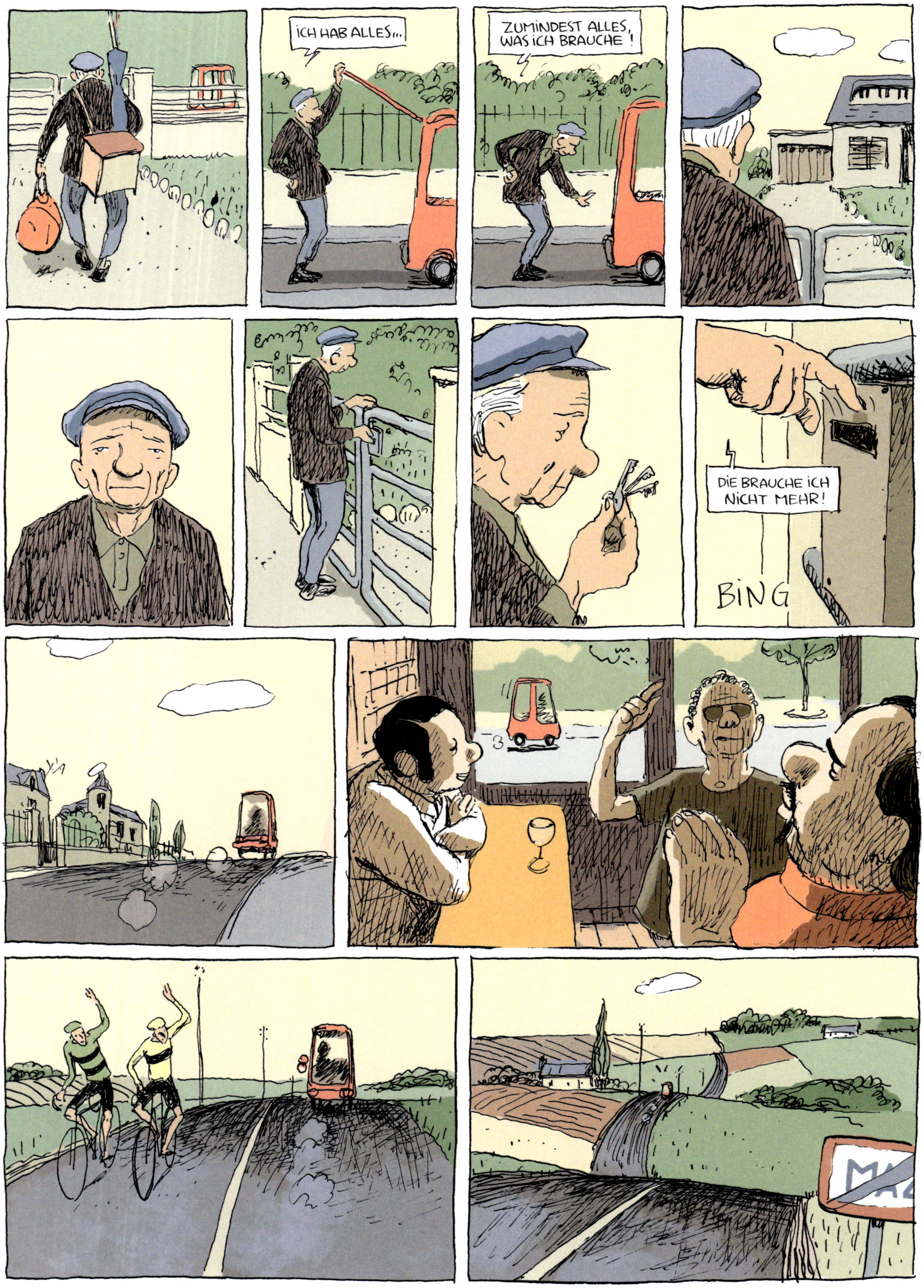
ICH HAB ALLES...
ZUMINDEST ALLES, WAS ICH BRAUCHE!
DIE BRAUCHE ICH NICHT MEHR!
BING

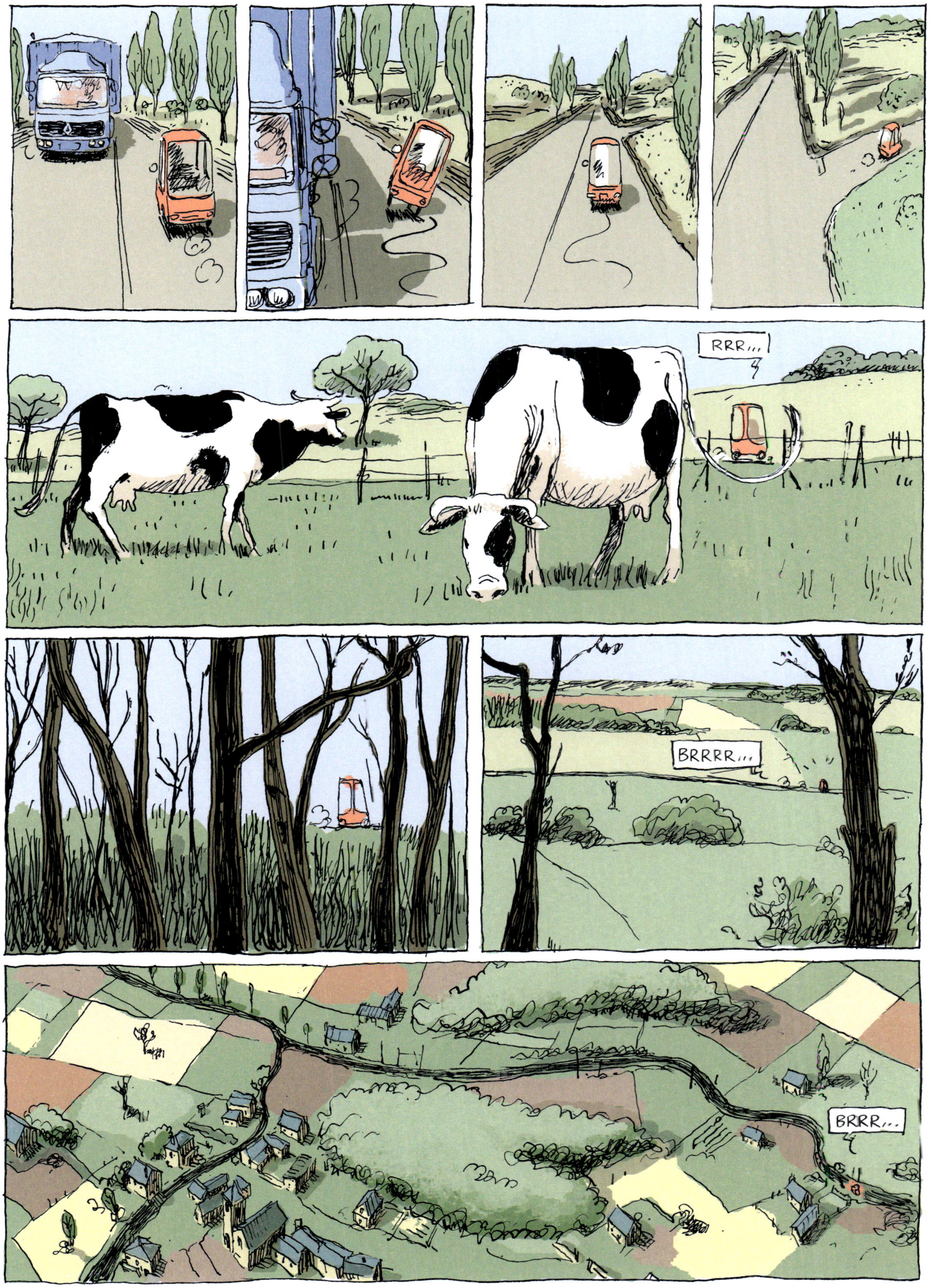
RRR...
BRRRR...
BRRR...

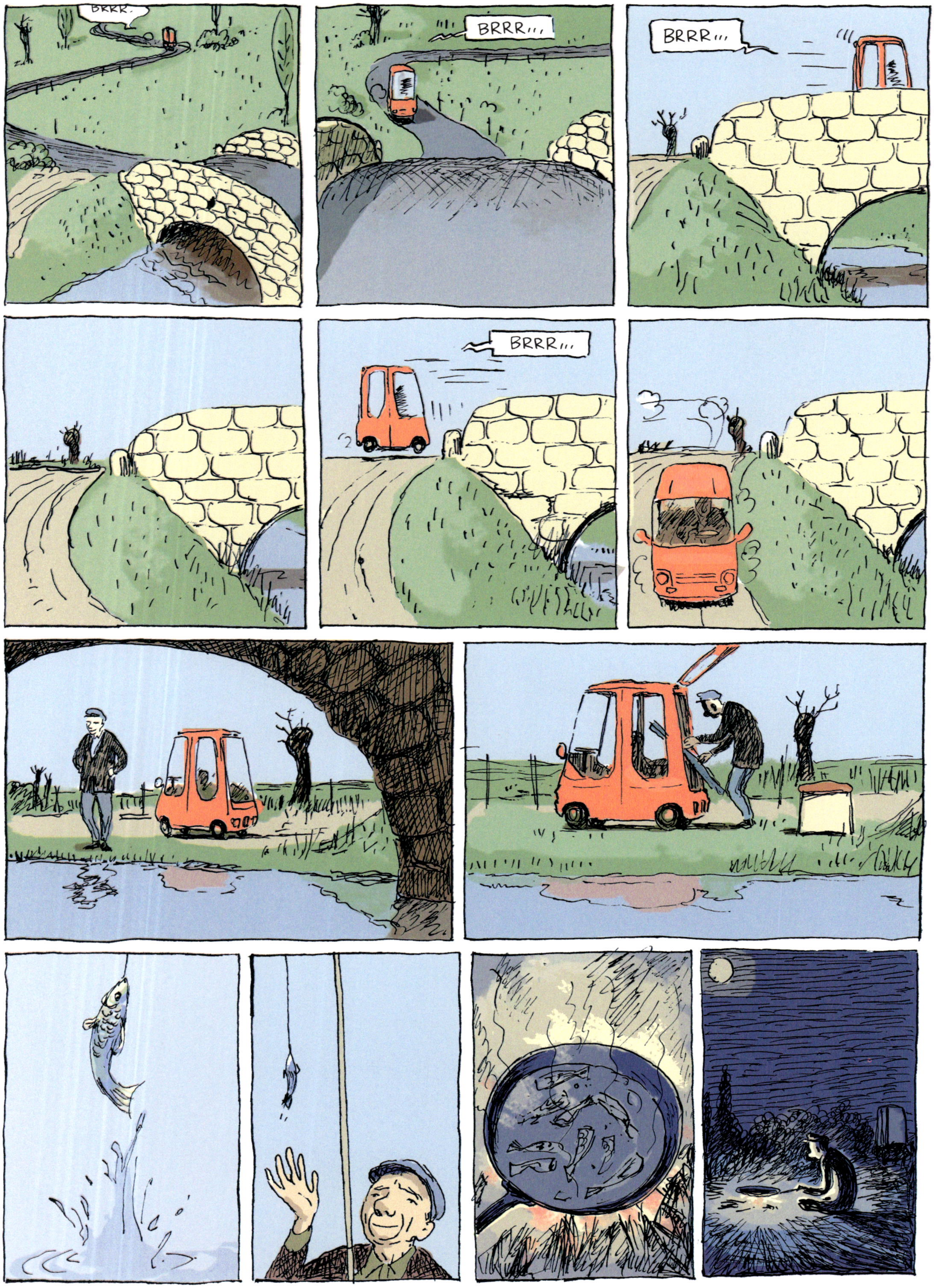
BRRR.
BRRR...
BRRR...
BRRR...

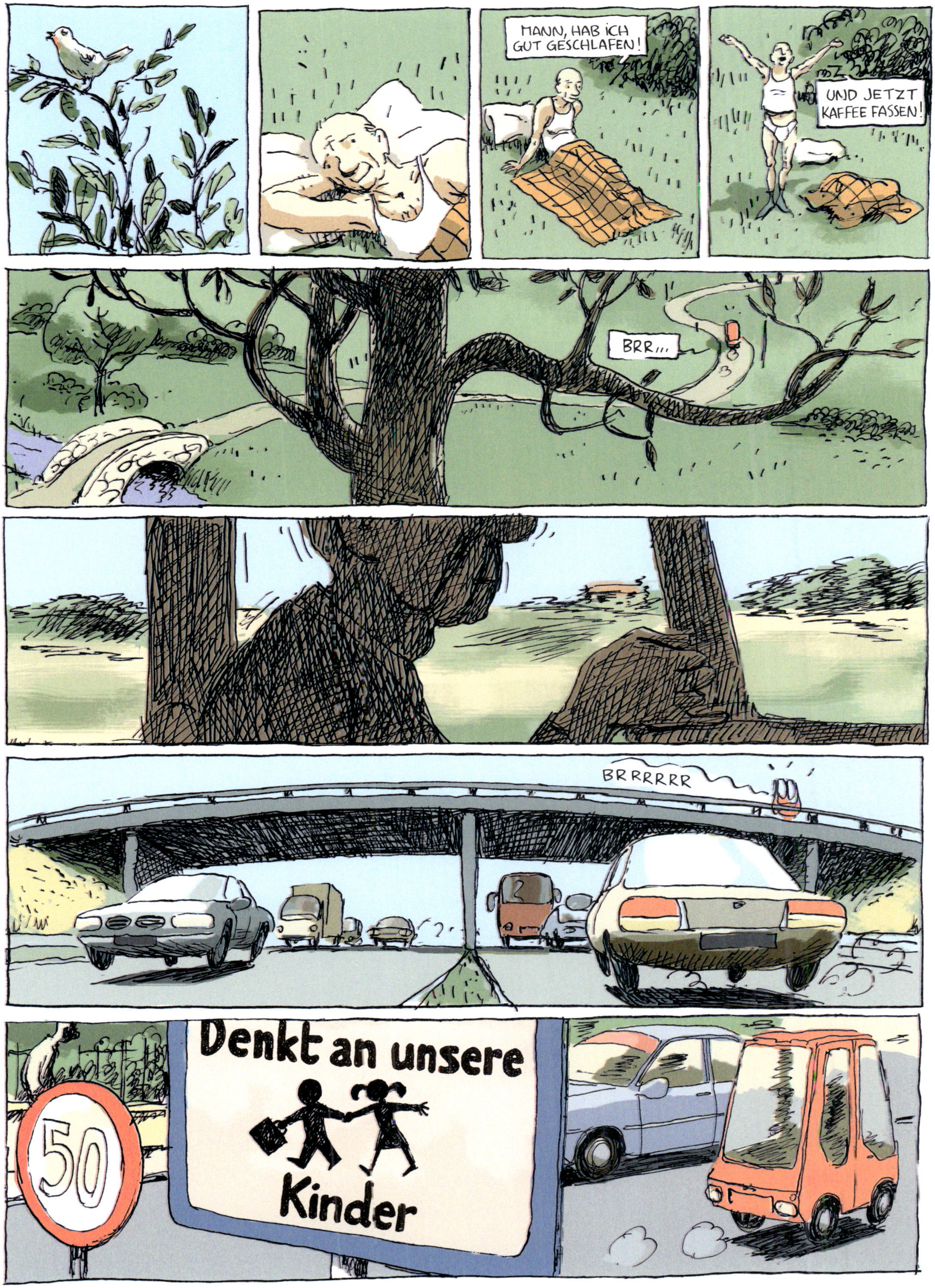
MANN, HAB ICH GUT GESCHLAFEN!
UND JETZT KAFFEE FASSEN!
BRR,,,
BRRRRRR
50
Denkt an unsere Kinder

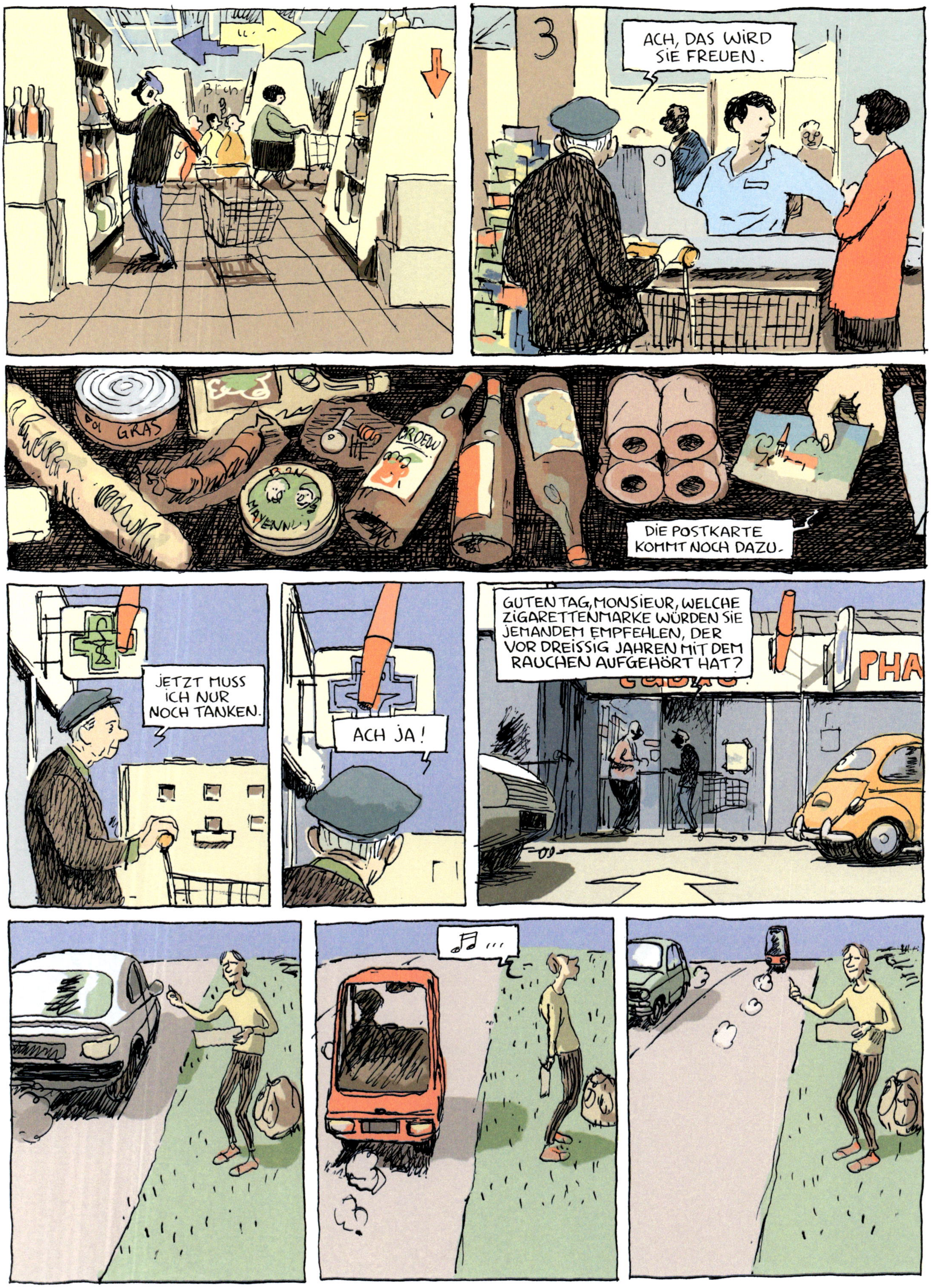
ACH, DAS WIRD SIE FREUEN.
FOI GRAS
DIE POSTKARTE KOMMT NOCH DAZU.
JETZT MUSS ICH NUR NOCH TANKEN.
ACH JA!
GUTEN TAG, MONSIEUR, WELCHE ZIGARETTENMARKE WÜRDEN SIE JEMANDEM EMPFEHLEN, DER VOR DREISSIG JAHREN MIT DEM RAUCHEN AUFGEHÖRT HAT?
PHA

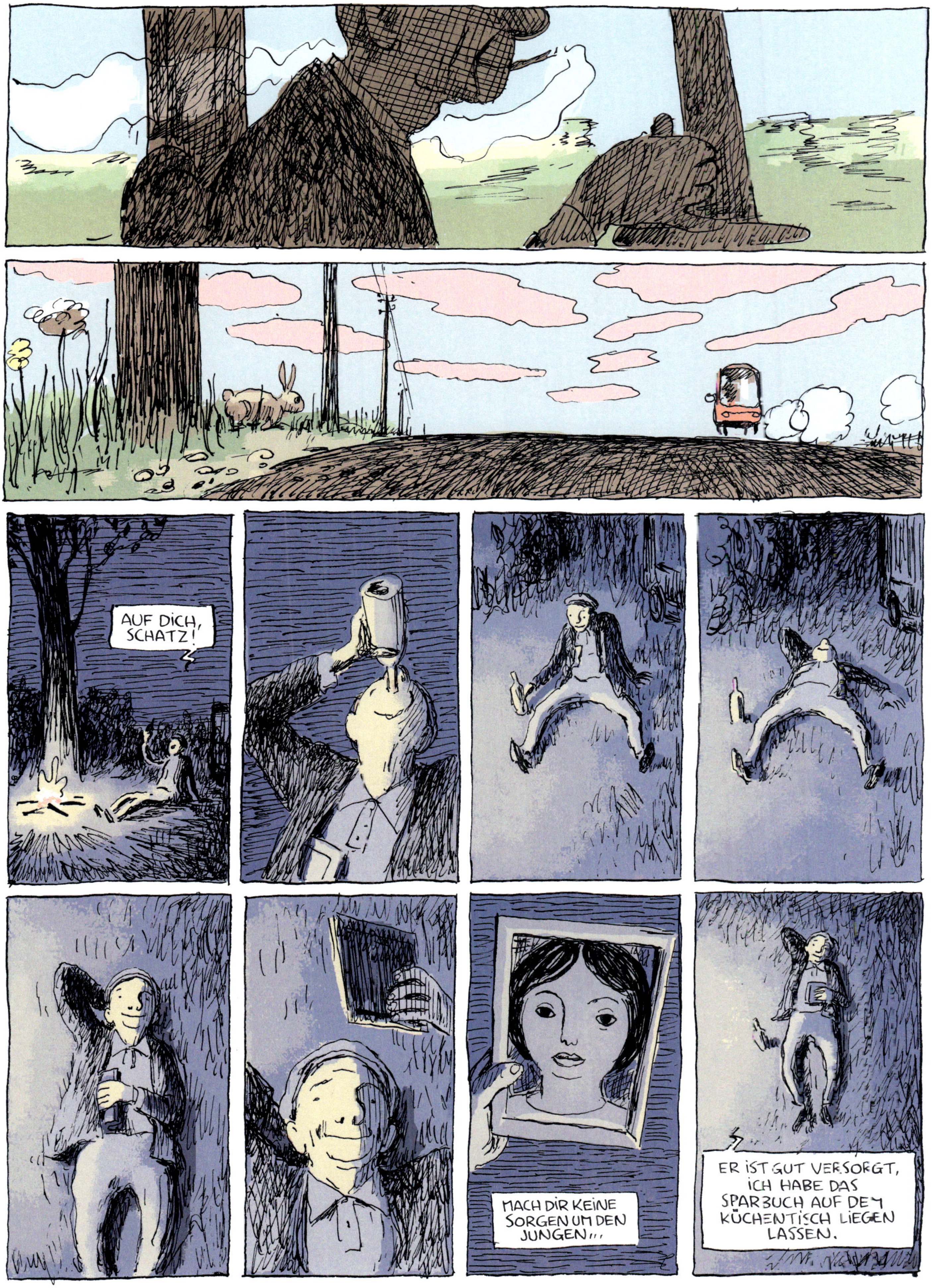
AUF DICH, SCHATZ!
MACH DIR KEINE SORGEN UM DEN JUNGEN...
ER IST GUT VERSORGT, ICH HABE DAS SPARBUCH AUF DEM KÜCHENTISCH LIEGEN LASSEN.

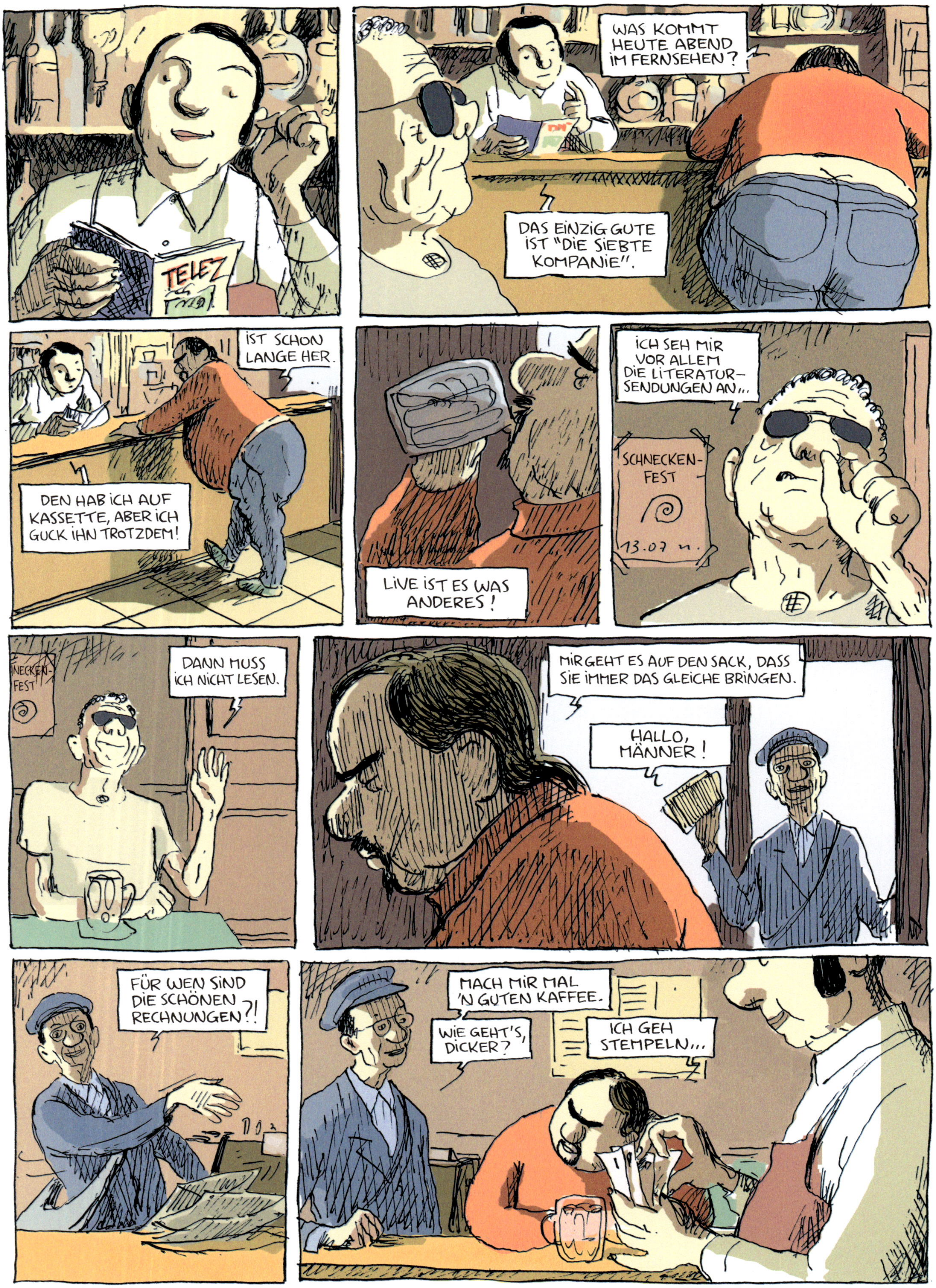

TELEZ
WAS KOMMT HEUTE ABEND IM FERNSEHEN?
DAS EINZIG GUTE IST "DIE SIEBTE KOMPANIE".
IST SCHON LANGE HER.
DEN HAB ICH AUF KASSETTE, ABER ICH GUCK IHN TROTZDEM!
LIVE IST ES WAS ANDERES!
ICH SEH MIR VOR ALLEM DIE LITERATURSENDUNGEN AN...
SCHNECKEN-FEST
13.07 u.
DANN MUSS ICH NICHT LESEN.
MIR GEHT ES AUF DEN SACK, DASS SIE IMMER DAS GLEICHE BRINGEN.
HALLO, MÄNNER!
FÜR WEN SIND DIE SCHÖNEN RECHNUNGEN?!
MACH MIR MAL 'N GUTEN KAFFEE.
WIE GEHT'S, DICKER?
ICH GEH STEMPELN...

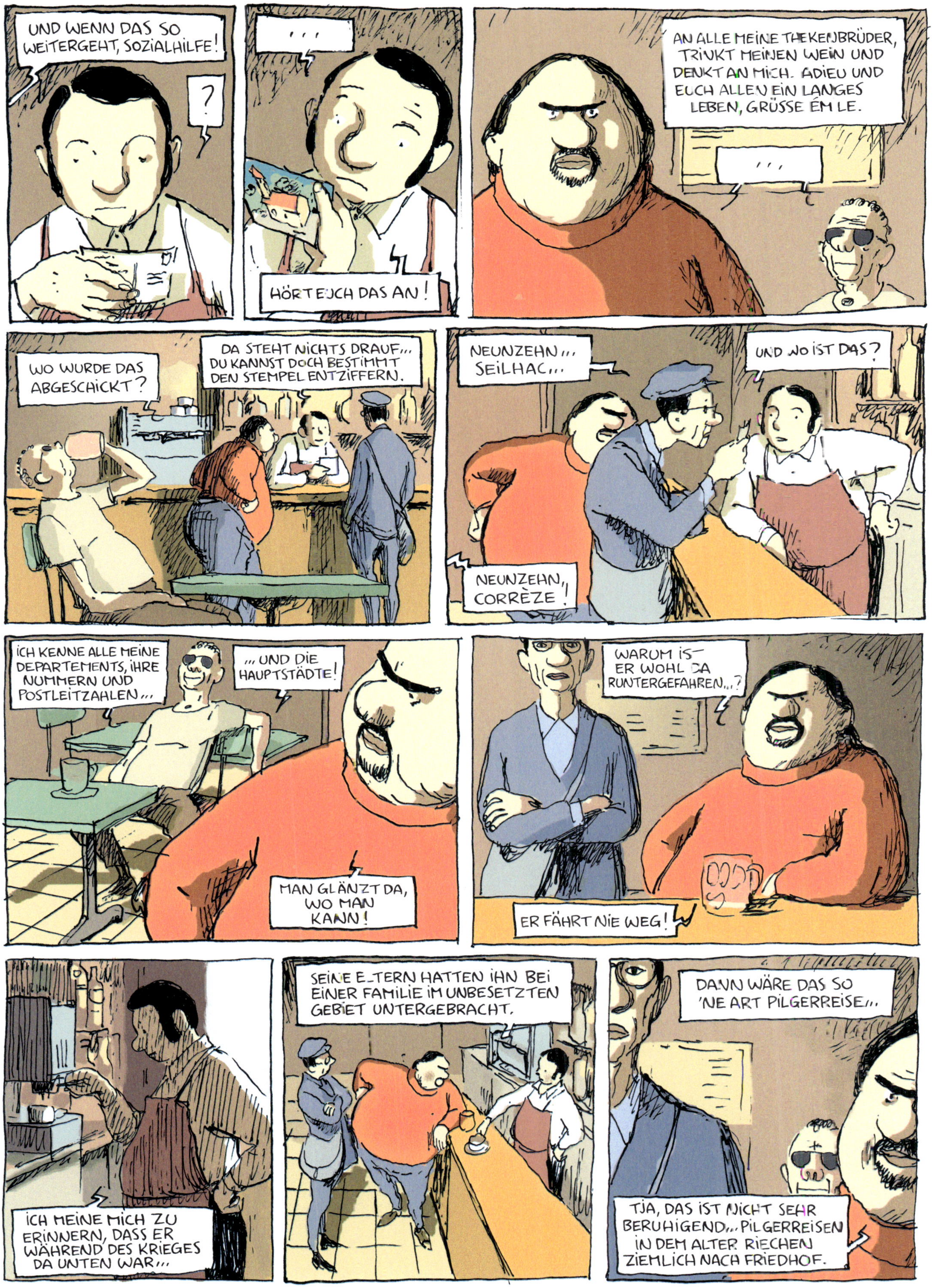
UND WENN DAS SO WEITERGEHT, SOZIALHILFE!
?
...
HÖRT EUCH DAS AN!
AN ALLE MEINE THEKENBRÜDER, TRINKT MEINEN WEIN UND DENKT AN MICH. ADIEU UND EUCH ALLEN EIN LANGES LEBEN, GRÜSSE ÉMILE.
...
WO WURDE DAS ABGESCHICKT?
DA STEHT NICHTS DRAUF... DU KANNST DOCH BESTIMMT DEN STEMPEL ENTZIFFERN.
NEUNZEHN... SEILHAC...
UND WO IST DAS?
NEUNZEHN, CORRÈZE!
ICH KENNE ALLE MEINE DEPARTEMENTS, IHRE NUMMERN UND POSTLEITZAHLEN...
...UND DIE HAUPTSTÄDTE!
MAN GLÄNZT DA, WO MAN KANN!
WARUM IST ER WOHL DA RUNTERGEFAHREN...?
ER FÄHRT NIE WEG!
ICH MEINE MICH ZU ERINNERN, DASS ER WÄHREND DES KRIEGES DA UNTEN WAR...
SEINE ELTERN HATTEN IHN BEI EINER FAMILIE IM UNBESETZTEN GEBIET UNTERGEBRACHT.
DANN WÄRE DAS SO 'NE ART PILGERREISE...
TJA, DAS IST NICHT SEHR BERUHIGEND... PILGERREISEN IN DEM ALTER RIECHEN ZIEMLICH NACH FRIEDHOF.

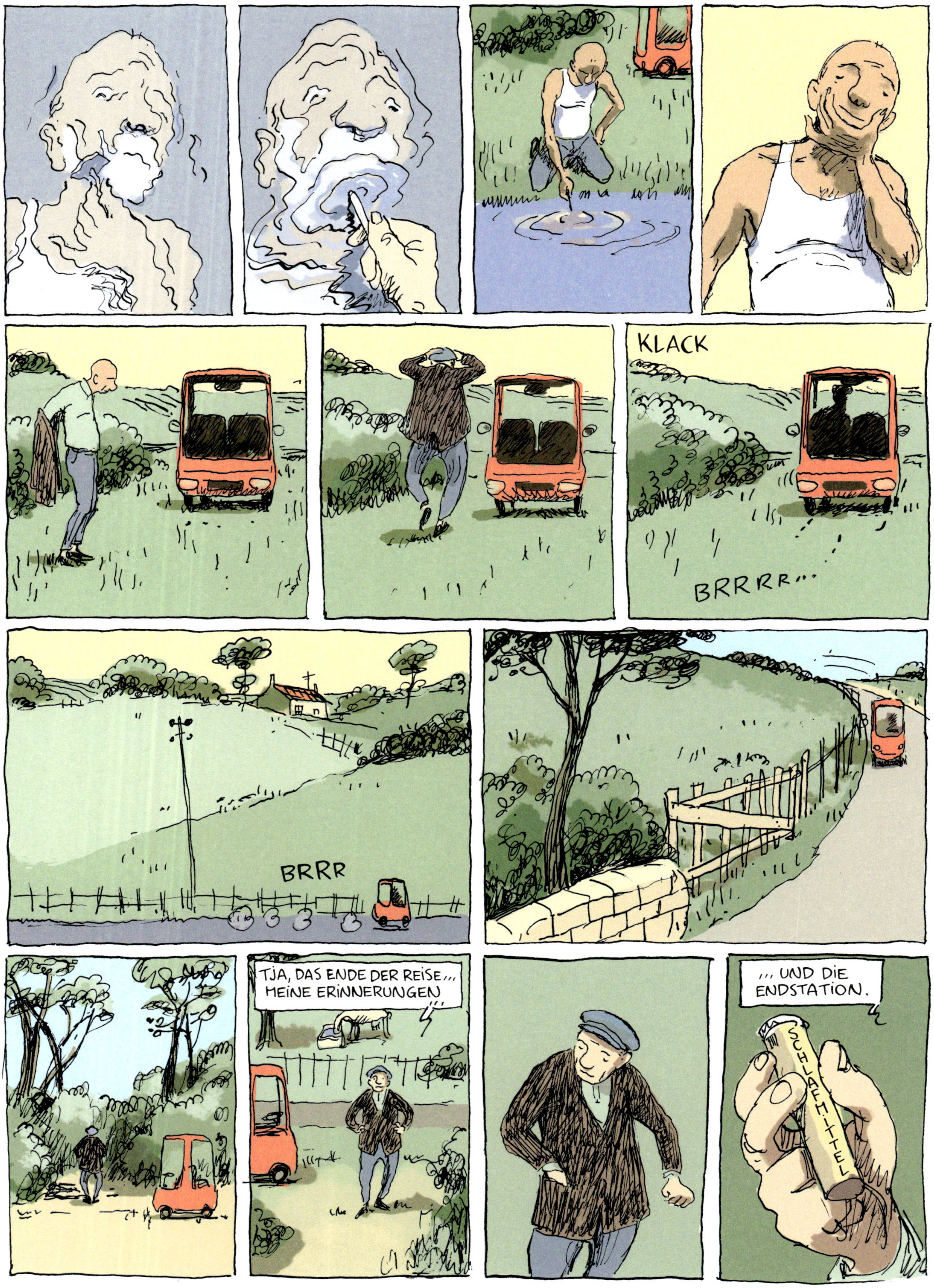
KLACK
BRRRR...
BRRR
TJA, DAS ENDE DER REISE... MEINE ERINNERUNGEN
... UND DIE ENDSTATION.
SCHLAFMITTEL

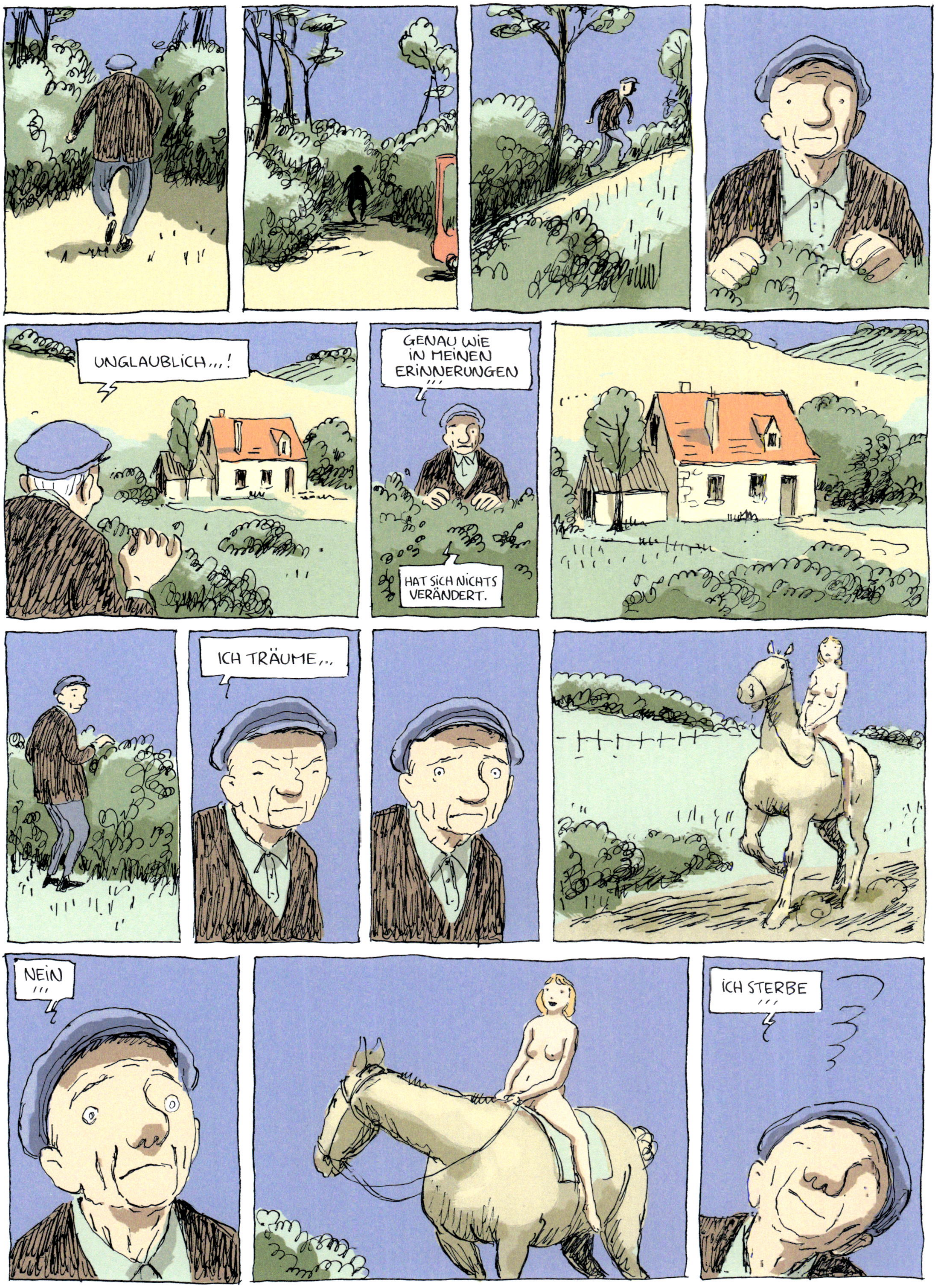
UNGLAUBLICH...!
GENAU WIE IN MEINEN ERINNERUNGEN ...
HAT SICH NICHTS VERÄNDERT.
ICH TRÄUME...
NEIN ...
ICH STERBE ...

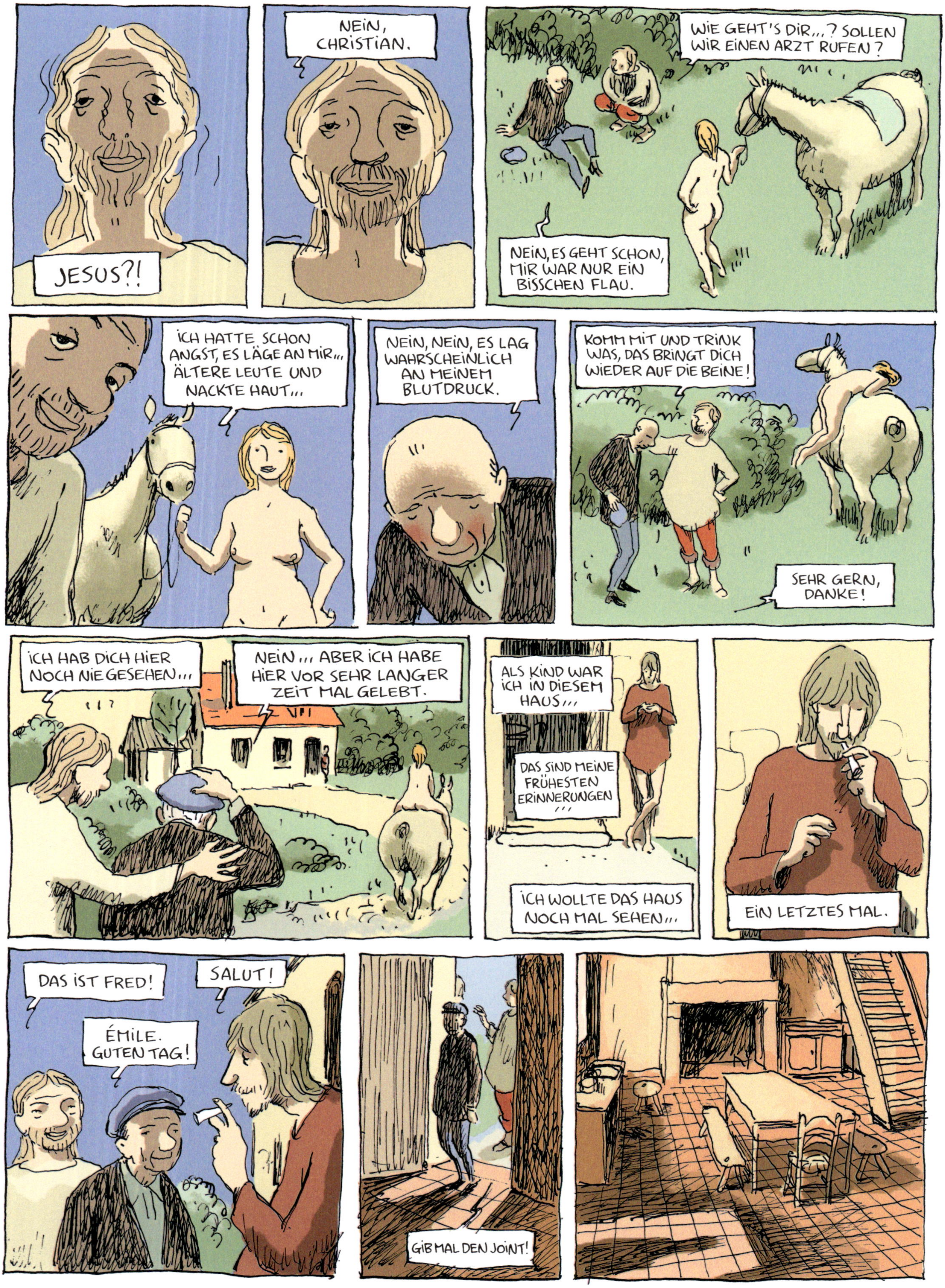
JESUS?!
NEIN, CHRISTIAN.
WIE GEHT'S DIR,,,? SOLLEN WIR EINEN ARZT RUFEN?
NEIN, ES GEHT SCHON, MIR WAR NUR EIN BISSCHEN FLAU.
ICH HATTE SCHON ANGST, ES LÄGE AN MIR,,, ÄLTERE LEUTE UND NACKTE HAUT,,,
NEIN, NEIN, ES LAG WAHRSCHEINLICH AN MEINEM BLUTDRUCK.
KOMM MIT UND TRINK WAS, DAS BRINGT DICH WIEDER AUF DIE BEINE!
SEHR GERN, DANKE!
ICH HAB DICH HIER NOCH NIE GESEHEN,,,
NEIN,,, ABER ICH HABE HIER VOR SEHR LANGER ZEIT MAL GELEBT.
ALS KIND WAR ICH IN DIESEM HAUS,,,
DAS SIND MEINE FRÜHESTEN ERINNERUNGEN,,,
ICH WOLLTE DAS HAUS NOCH MAL SEHEN,,,
EIN LETZTES MAL.
DAS IST FRED!
SALUT!
ÉMILE. GUTEN TAG!
GIB MAL DEN JOINT!

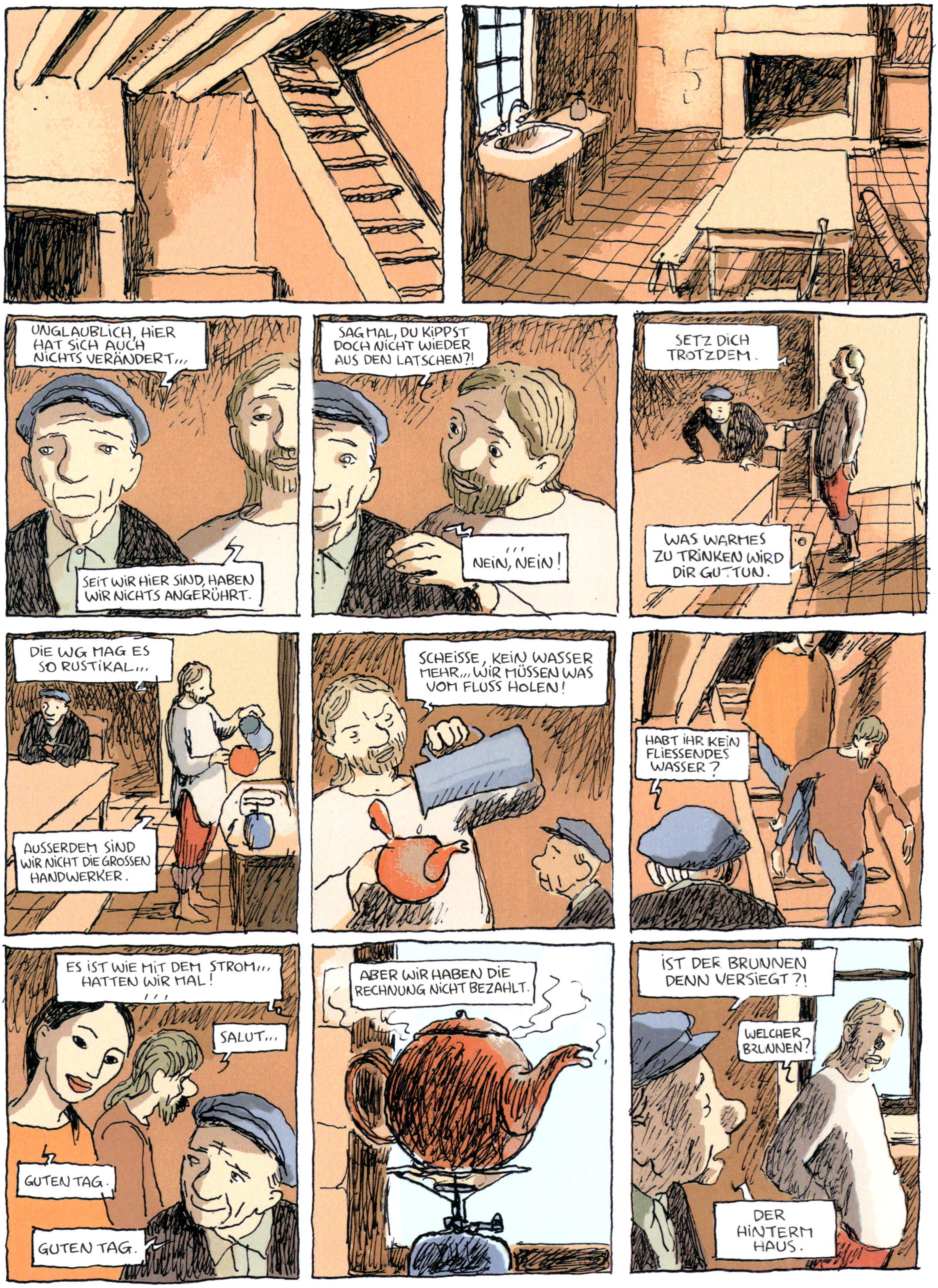
UNGLAUBLICH, HIER HAT SICH AUCH NICHTS VERÄNDERT...
SEIT WIR HIER SIND, HABEN WIR NICHTS ANGERÜHRT.
SAG MAL, DU KIPPST DOCH NICHT WIEDER AUS DEN LATSCHEN?!
NEIN, NEIN!
SETZ DICH TROTZDEM.
WAS WARMES ZU TRINKEN WIRD DIR GUT TUN.
DIE WG MAG ES SO RUSTIKAL...
AUSSERDEM SIND WIR NICHT DIE GROSSEN HANDWERKER.
SCHEISSE, KEIN WASSER MEHR... WIR MÜSSEN WAS VOM FLUSS HOLEN!
HABT IHR KEIN FLIESSENDES WASSER?
ES IST WIE MIT DEM STROM... HATTEN WIR MAL!
SALUT...
GUTEN TAG.
GUTEN TAG.
ABER WIR HABEN DIE RECHNUNG NICHT BEZAHLT.
IST DER BRUNNEN DENN VERSIEGT?!
WELCHER BRUNNEN?
DER HINTERM HAUS.

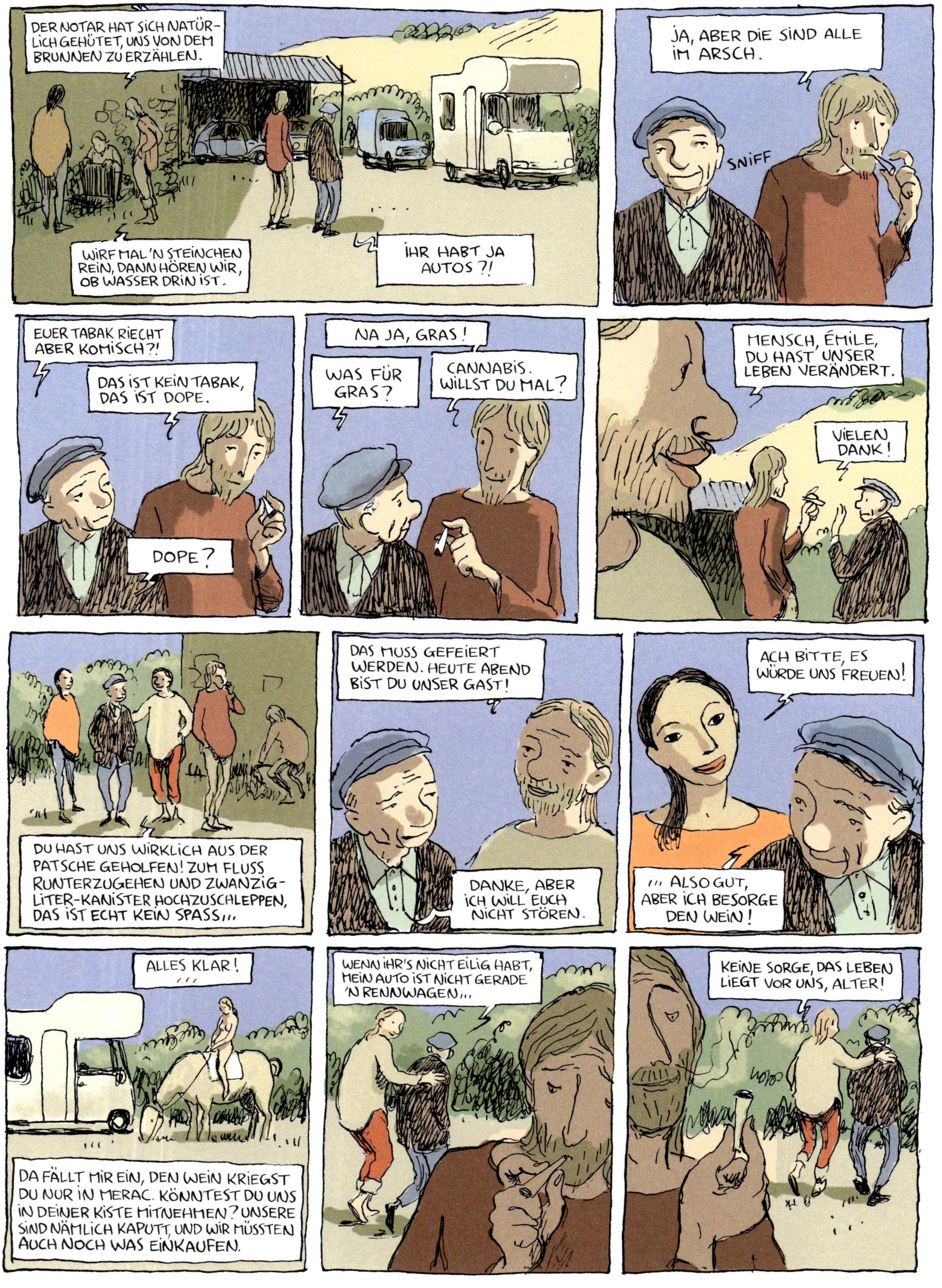

DER NOTAR HAT SICH NATÜRLICH GEHÜTET, UNS VON DEM BRUNNEN ZU ERZÄHLEN.
WIRF MAL 'N STEINCHEN REIN, DANN HÖREN WIR, OB WASSER DRIN IST.
IHR HABT JA AUTOS ?!
JA, ABER DIE SIND ALLE IM ARSCH.
SNIFF
EUER TABAK RIECHT ABER KOMISCH?!
DAS IST KEIN TABAK, DAS IST DOPE.
DOPE?
NA JA, GRAS!
WAS FÜR GRAS?
CANNABIS. WILLST DU MAL?
MENSCH, ÉMILE, DU HAST UNSER LEBEN VERÄNDERT.
VIELEN DANK!
DU HAST UNS WIRKLICH AUS DER PATSCHE GEHOLFEN! ZUM FLUSS RUNTERZUGEHEN UND ZWANZIG-LITER-KANISTER HOCHZUSCHLEPPEN, DAS IST ECHT KEIN SPASS...
DAS MUSS GEFEIERT WERDEN. HEUTE ABEND BIST DU UNSER GAST!
DANKE, ABER ICH WILL EUCH NICHT STÖREN.
ACH BITTE, ES WÜRDE UNS FREUEN!
... ALSO GUT, ABER ICH BESORGE DEN WEIN!
ALLES KLAR!
DA FÄLLT MIR EIN, DEN WEIN KRIEGST DU NUR IN MERAC. KÖNNTEST DU UNS IN DEINER KISTE MITNEHMEN? UNSERE SIND NÄMLICH KAPUTT, UND WIR MÜSSTEN AUCH NOCH WAS EINKAUFEN.
WENN IHR'S NICHT EILIG HABT, MEIN AUTO IST NICHT GERADE 'N RENNWAGEN...
KEINE SORGE, DAS LEBEN LIEGT VOR UNS, ALTER!

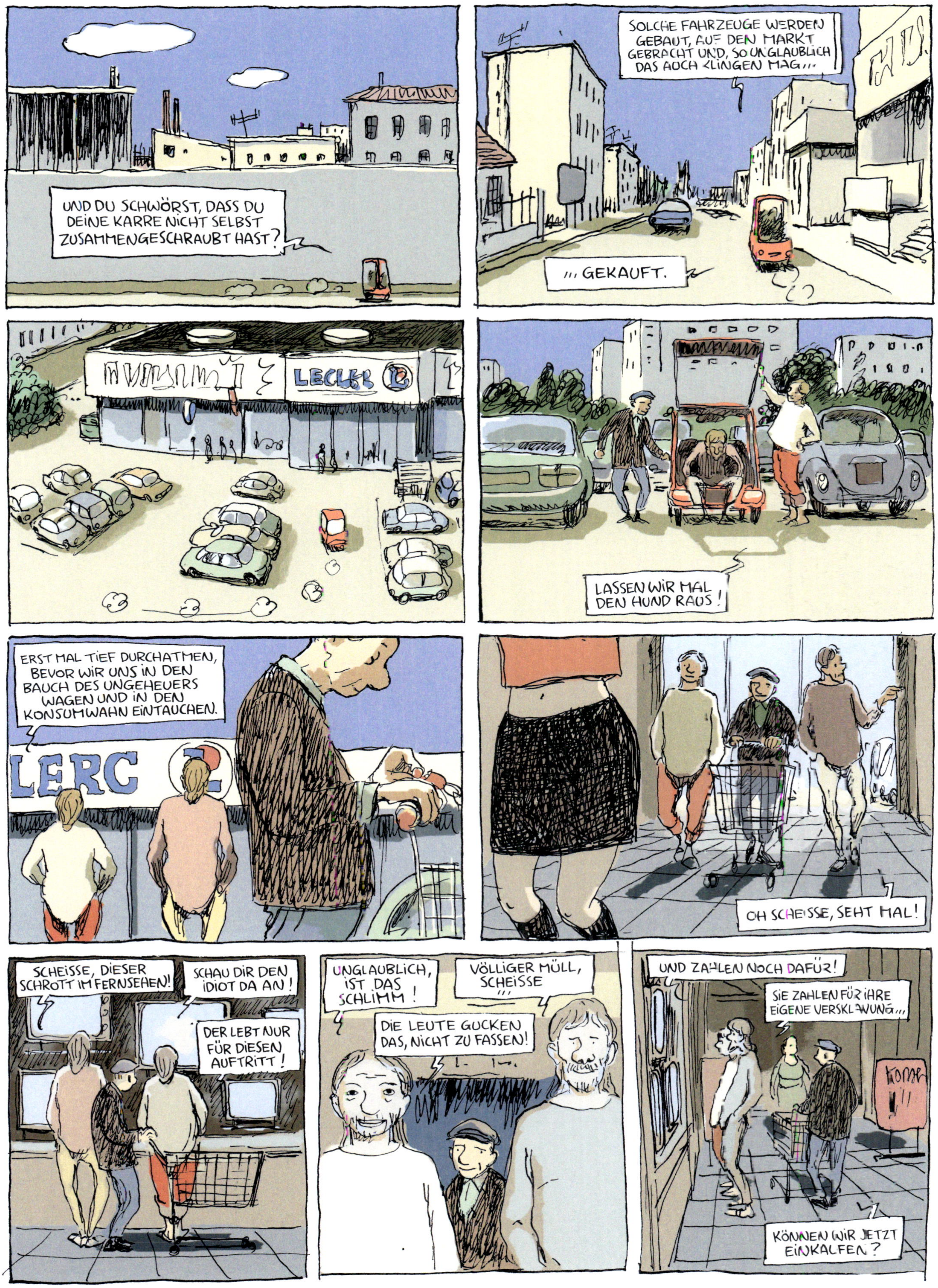
UND DU SCHWÖRST, DASS DU DEINE KARRE NICHT SELBST ZUSAMMENGESCHRAUBT HAST?
SOLCHE FAHRZEUGE WERDEN GEBAUT, AUF DEN MARKT GEBRACHT UND, SO UNGLAUBLICH DAS AUCH KLINGEN MAG...
... GEKAUFT.
LECLERC
LASSEN WIR MAL DEN HUND RAUS!
ERST MAL TIEF DURCHATMEN, BEVOR WIR UNS IN DEN BAUCH DES UNGEHEUERS WAGEN UND IN DEN KONSUMWAHN EINTAUCHEN.
LERC
OH SCHEISSE, SEHT MAL!
SCHEISSE, DIESER SCHROTT IM FERNSEHEN!
SCHAU DIR DEN IDIOT DA AN!
DER LEBT NUR FÜR DIESEN AUFTRITT!
UNGLAUBLICH, IST DAS SCHLIMM!
VÖLLIGER MÜLL, SCHEISSE
DIE LEUTE GUCKEN DAS, NICHT ZU FASSEN!
UND ZAHLEN NOCH DAFÜR!
SIE ZAHLEN FÜR IHRE EIGENE VERSKLAVUNG...
KÖNNEN WIR JETZT EINKALFEN?

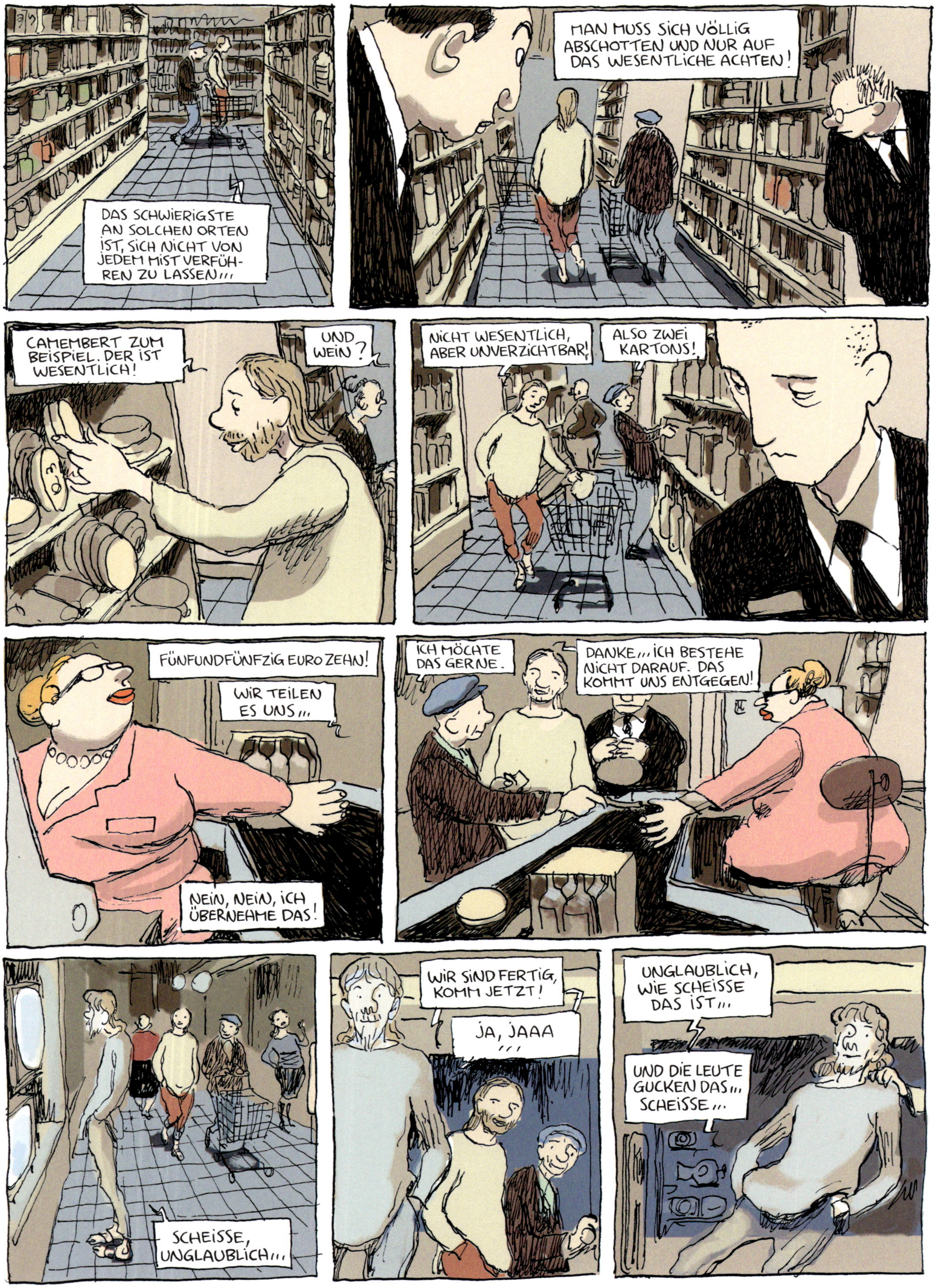
DAS SCHWIERIGSTE AN SOLCHEN ORTEN IST, SICH NICHT VON JEDEM MIST VERFÜHREN ZU LASSEN...
MAN MUSS SICH VÖLLIG ABSCHOTTEN UND NUR AUF DAS WESENTLICHE ACHTEN!
CAMEMBERT ZUM BEISPIEL. DER IST WESENTLICH!
UND WEIN?
NICHT WESENTLICH, ABER UNVERZICHTBAR!
ALSO ZWEI KARTONS!
FÜNFUNDFÜNFZIG EURO ZEHN!
WIR TEILEN ES UNS...
NEIN, NEIN, ICH ÜBERNEHME DAS!
ICH MÖCHTE DAS GERNE.
DANKE... ICH BESTEHE NICHT DARAUF. DAS KOMMT UNS ENTGEGEN!
SCHEISSE, UNGLAUBLICH...
WIR SIND FERTIG, KOMM JETZT!
JA, JAAA...
UNGLAUBLICH, WIE SCHEISSE DAS IST...
UND DIE LEUTE GUCKEN DAS... SCHEISSE...

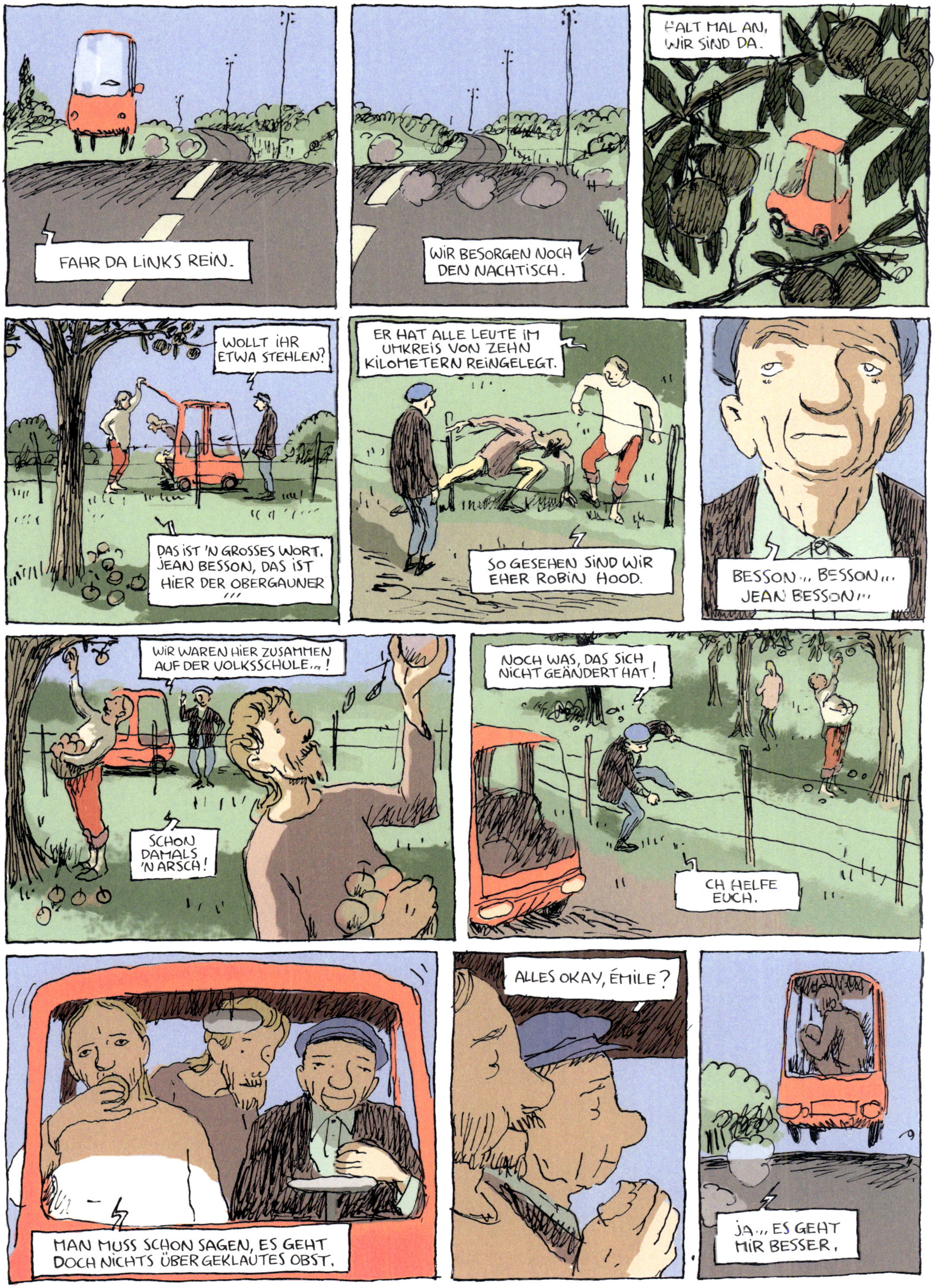
FAHR DA LINKS REIN.
WIR BESORGEN NOCH DEN NACHTISCH.
HALT MAL AN, WIR SIND DA.
WOLLT IHR ETWA STEHLEN?
DAS IST 'N GROSSES WORT. JEAN BESSON, DAS IST HIER DER OBERGAUNER ...
ER HAT ALLE LEUTE IM UMKREIS VON ZEHN KILOMETERN REINGELEGT.
SO GESEHEN SIND WIR EHER ROBIN HOOD.
BESSON ... BESSON ... JEAN BESSON ...
WIR WAREN HIER ZUSAMMEN AUF DER VOLKSSCHULE ... !
SCHON DAMALS 'N ARSCH!
NOCH WAS, DAS SICH NICHT GEÄNDERT HAT!
CH HELFE EUCH.
MAN MUSS SCHON SAGEN, ES GEHT DOCH NICHTS ÜBER GEKLAUTES OBST.
ALLES OKAY, ÉMILE?
JA ... ES GEHT MIR BESSER.

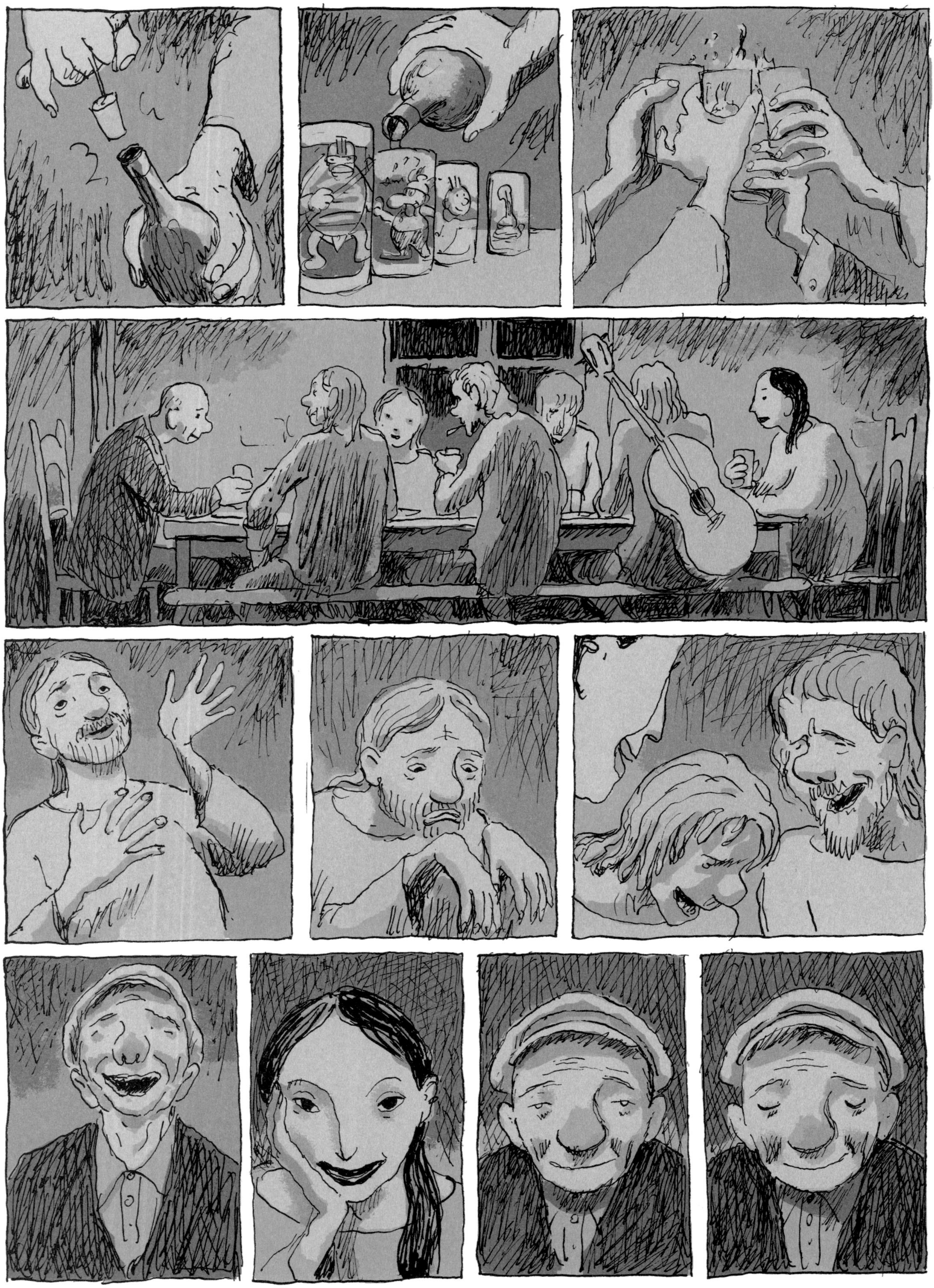

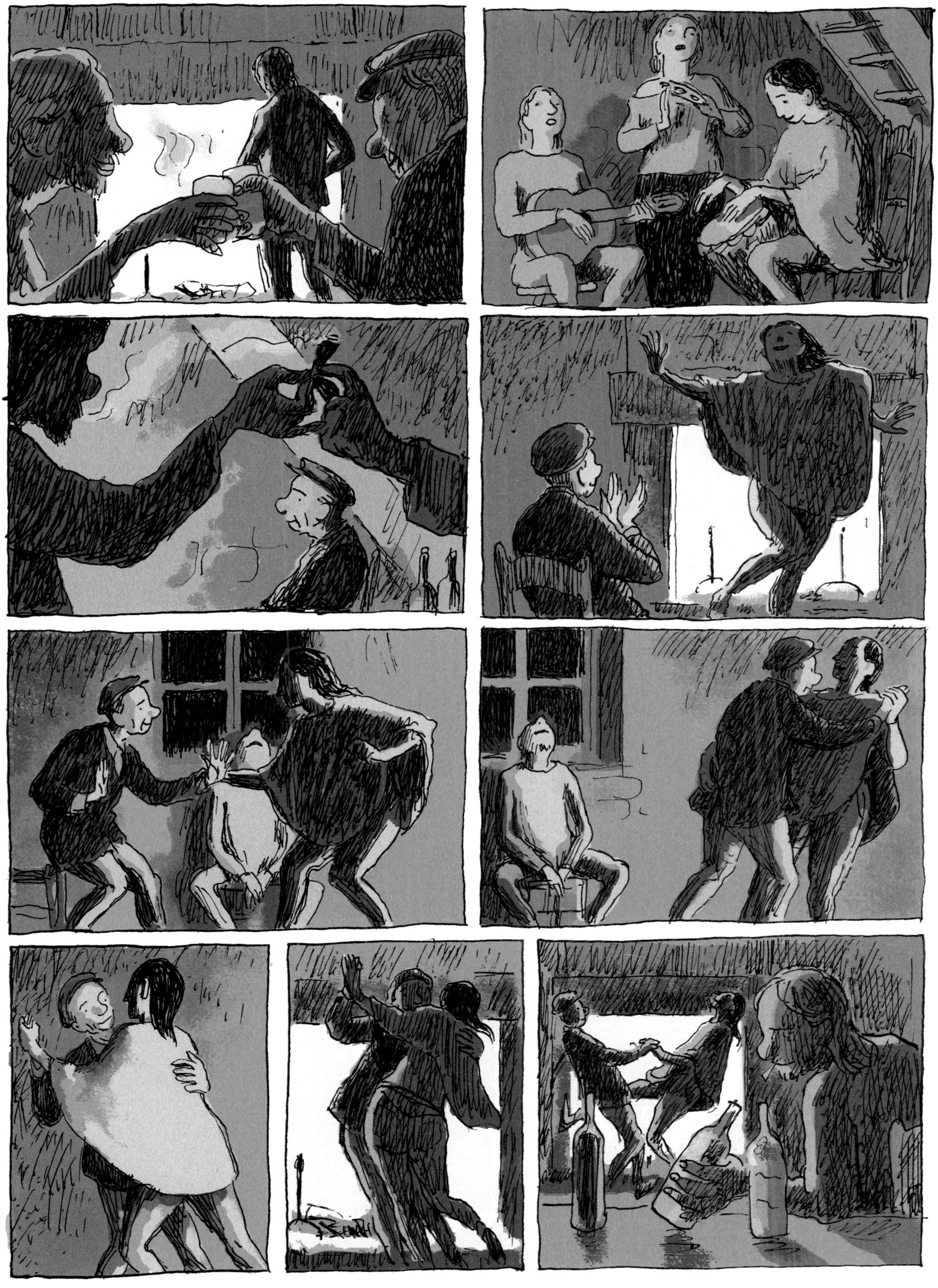

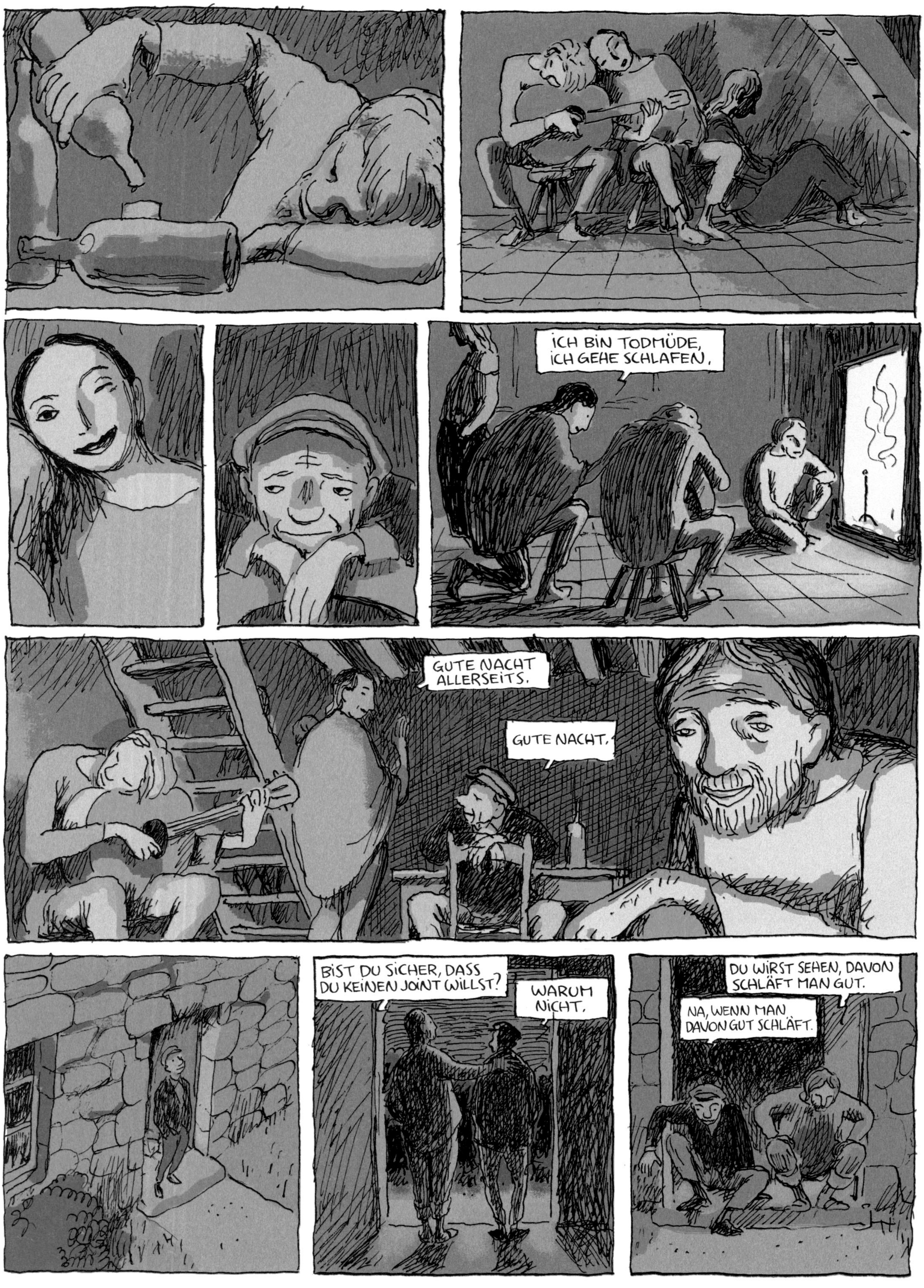
ICH BIN TODMÜDE, ICH GEHE SCHLAFEN.
GUTE NACHT ALLERSEITS.
GUTE NACHT.
BIST DU SICHER, DASS DU KEINEN JOINT WILLST?
WARUM NICHT.
DU WIRST SEHEN, DAVON SCHLÄFT MAN GUT.
NA, WENN MAN DAVON GUT SCHLÄFT.

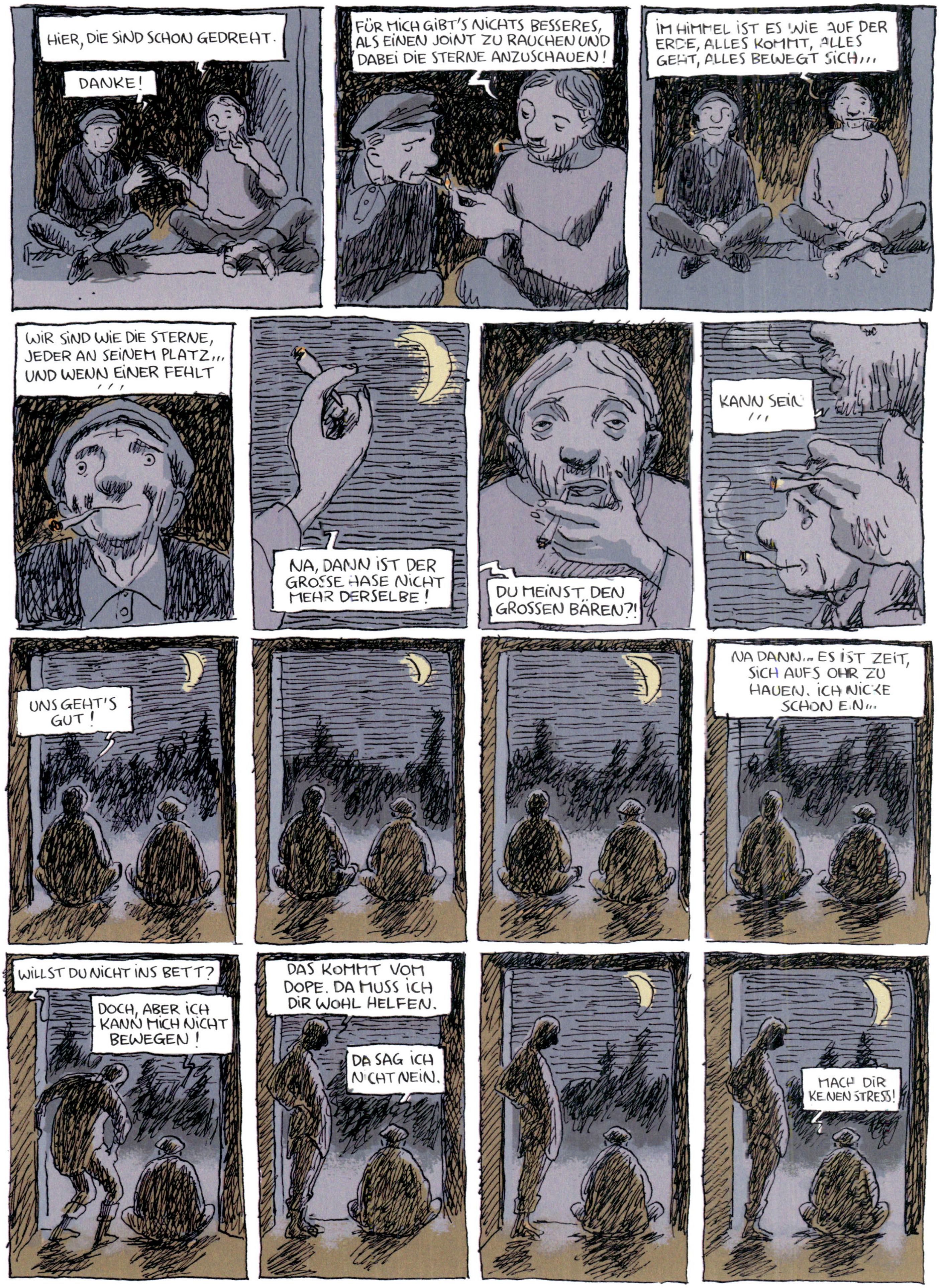
HIER, DIE SIND SCHON GEDREHT.
DANKE!
FÜR MICH GIBT'S NICHTS BESSERES, ALS EINEN JOINT ZU RAUCHEN UND DABEI DIE STERNE ANZUSCHAUEN!
IM HIMMEL IST ES WIE AUF DER ERDE, ALLES KOMMT, ALLES GEHT, ALLES BEWEGT SICH...
WIR SIND WIE DIE STERNE, JEDER AN SEINEM PLATZ... UND WENN EINER FEHLT ...
NA, DANN IST DER GROSSE HASE NICHT MEHR DERSELBE!
DU MEINST DEN GROSSEN BÄREN?!
KANN SEIN ...
UNS GEHT'S GUT!
NA DANN... ES IST ZEIT, SICH AUFS OHR ZU HAUEN. ICH NICKE SCHON EIN...
WILLST DU NICHT INS BETT?
DOCH, ABER ICH KANN MICH NICHT BEWEGEN!
DAS KOMMT VOM DOPE. DA MUSS ICH DIR WOHL HELFEN.
DA SAG ICH NICHT NEIN.
MACH DIR KEINEN STRESS!

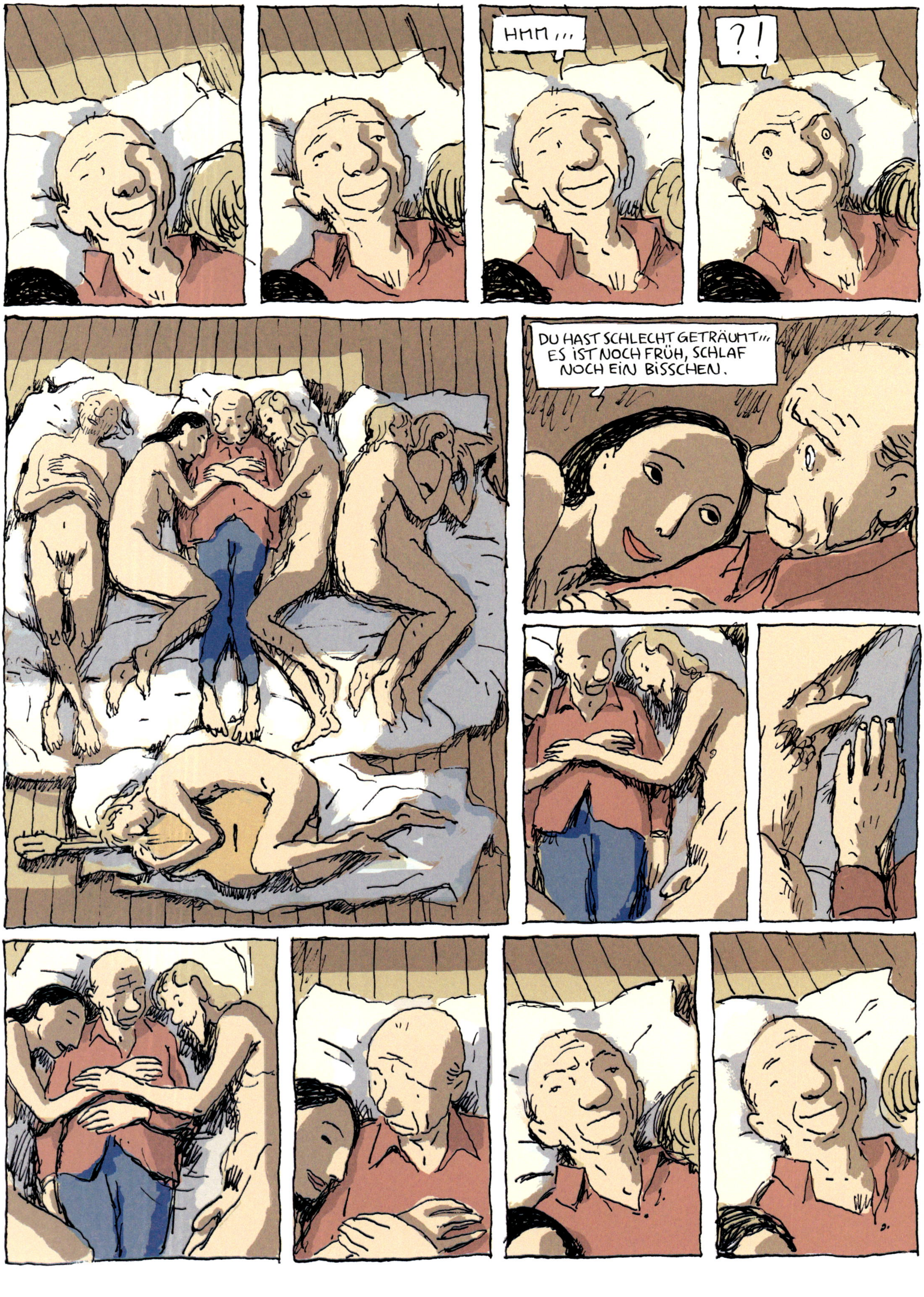
HMM,,,
?!
DU HAST SCHLECHT GETRÄUMT,,,
ES IST NOCH FRÜH, SCHLAF
NOCH EIN BISSCHEN.

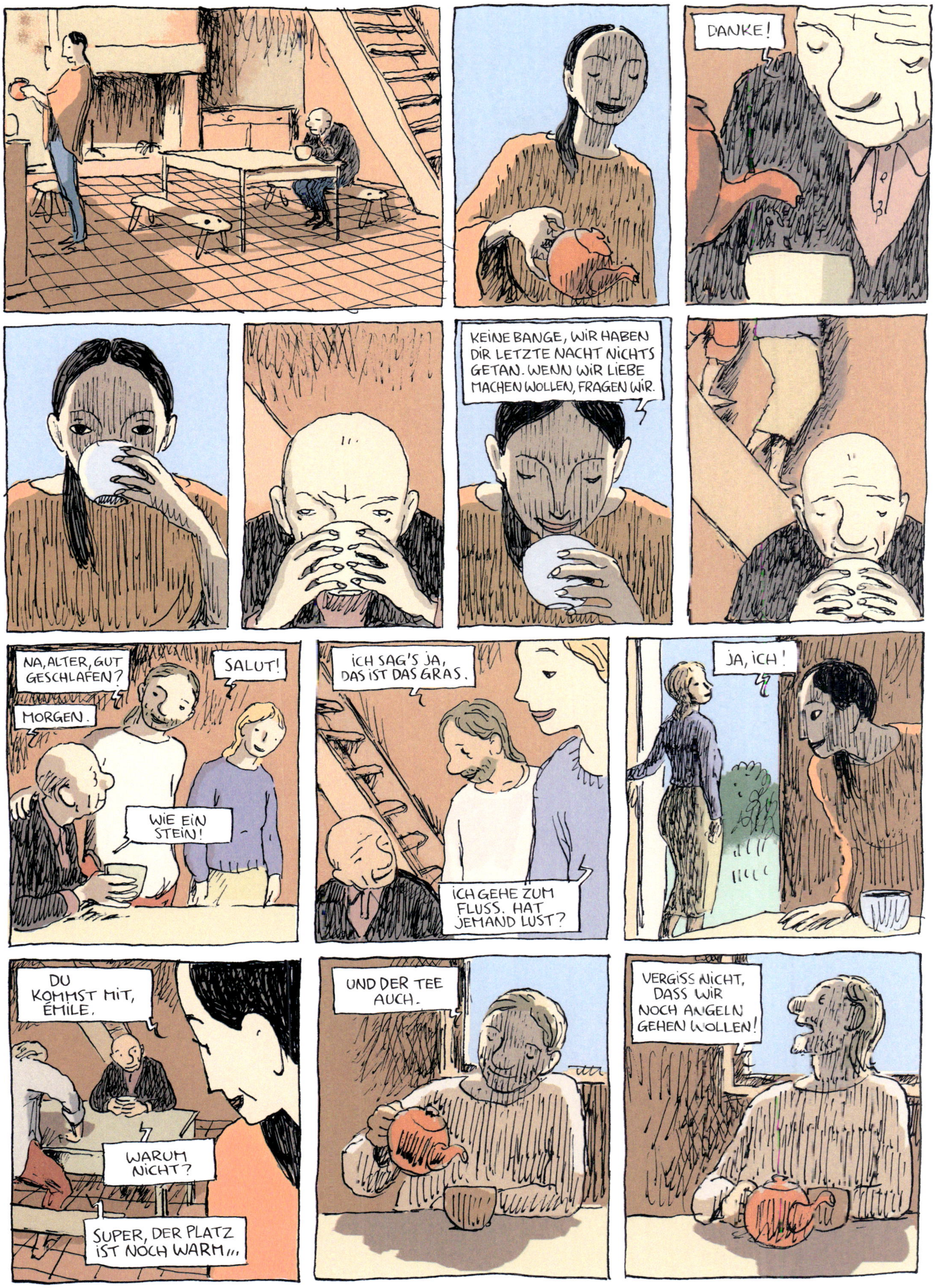

DANKE!
KEINE BANGE, WIR HABEN DIR LETZTE NACHT NICHTS GETAN. WENN WIR LIEBE MACHEN WOLLEN, FRAGEN WIR.
NA, ALTER, GUT GESCHLAFEN?
MORGEN.
SALUT!
WIE EIN STEIN!
ICH SAG'S JA, DAS IST DAS GRAS.
ICH GEHE ZUM FLUSS. HAT JEMAND LUST?
JA, ICH!
DU KOMMST MIT, ÉMILE.
WARUM NICHT?
SUPER, DER PLATZ IST NOCH WARM...
UND DER TEE AUCH.
VERGISS NICHT, DASS WIR NOCH ANGELN GEHEN WOLLEN!

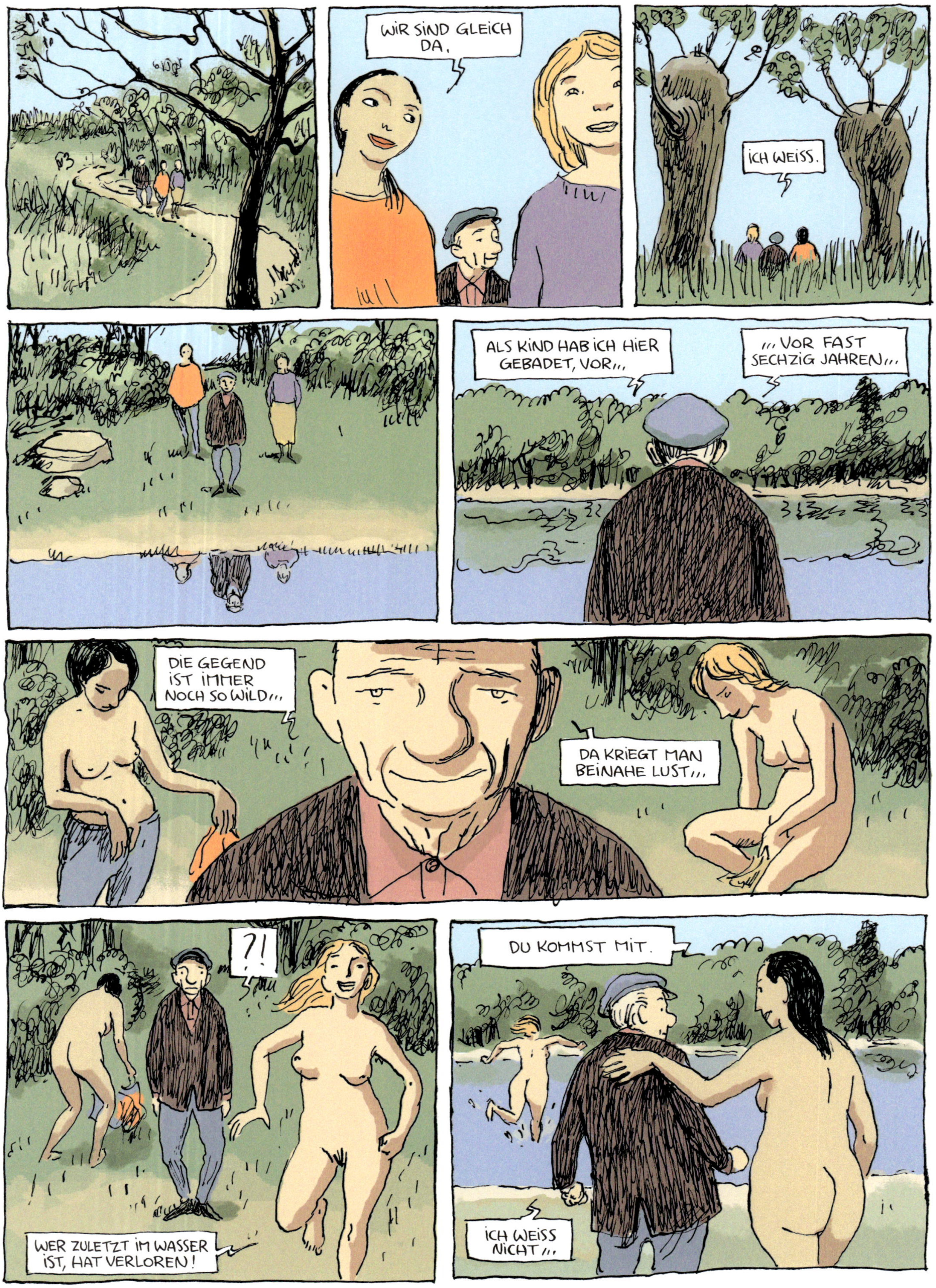

WIR SIND GLEICH DA.
ICH WEISS.
ALS KIND HAB ICH HIER GEBADET, VOR...
... VOR FAST SECHZIG JAHREN...
DIE GEGEND IST IMMER NOCH SO WILD...
DA KRIEGT MAN BEINAHE LUST...
?!
WER ZULETZT IM WASSER IST, HAT VERLOREN!
DU KOMMST MIT.
ICH WEISS NICHT...

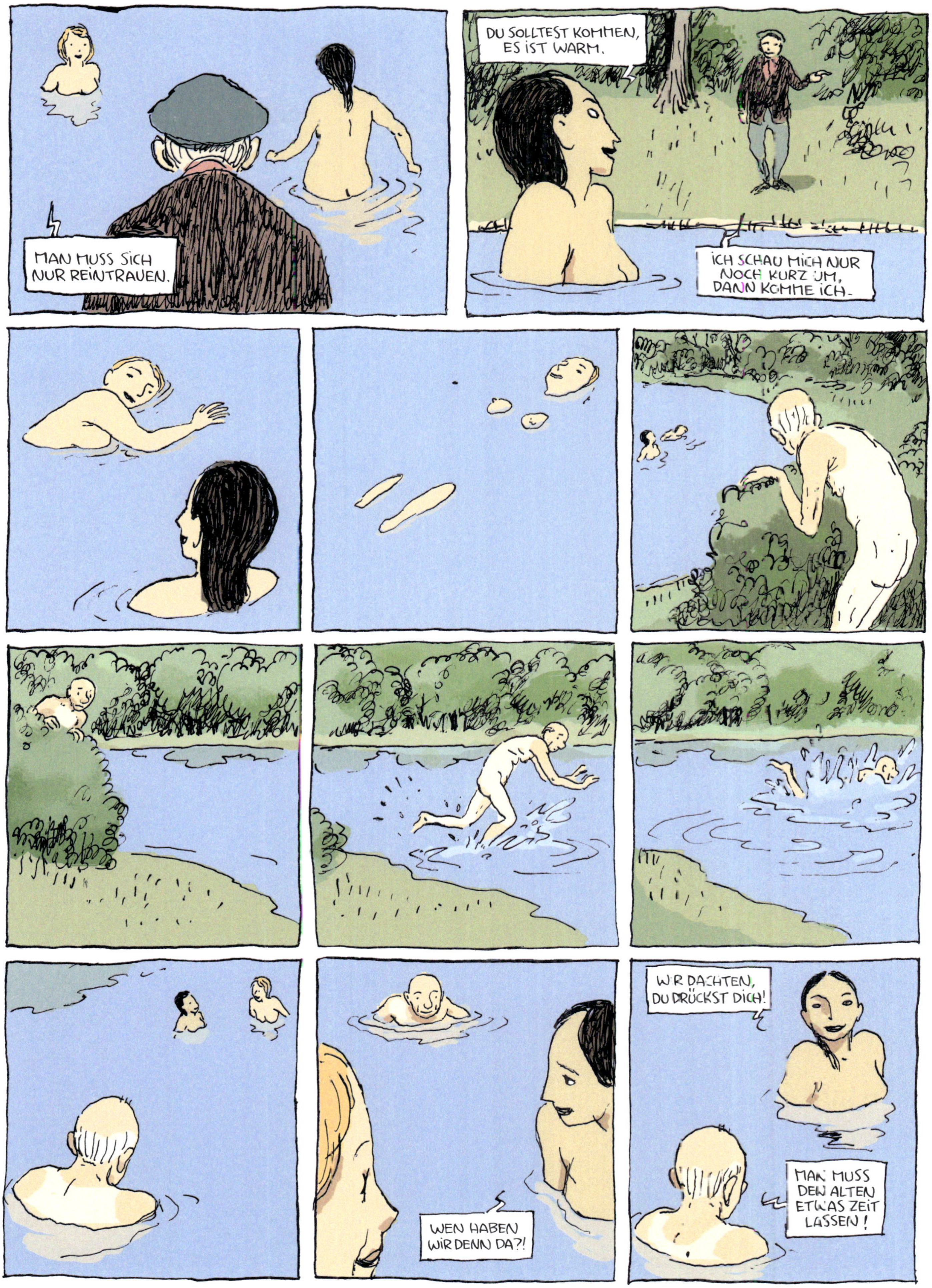
MAN MUSS SICH NUR REINTRAUEN.
DU SOLLTEST KOMMEN, ES IST WARM.
ICH SCHAU MICH NUR NOCH KURZ UM, DANN KOMME ICH.
WEN HABEN WIR DENN DA?!
WIR DACHTEN, DU DRÜCKST DICH!
MAN MUSS DEN ALTEN ETWAS ZEIT LASSEN!

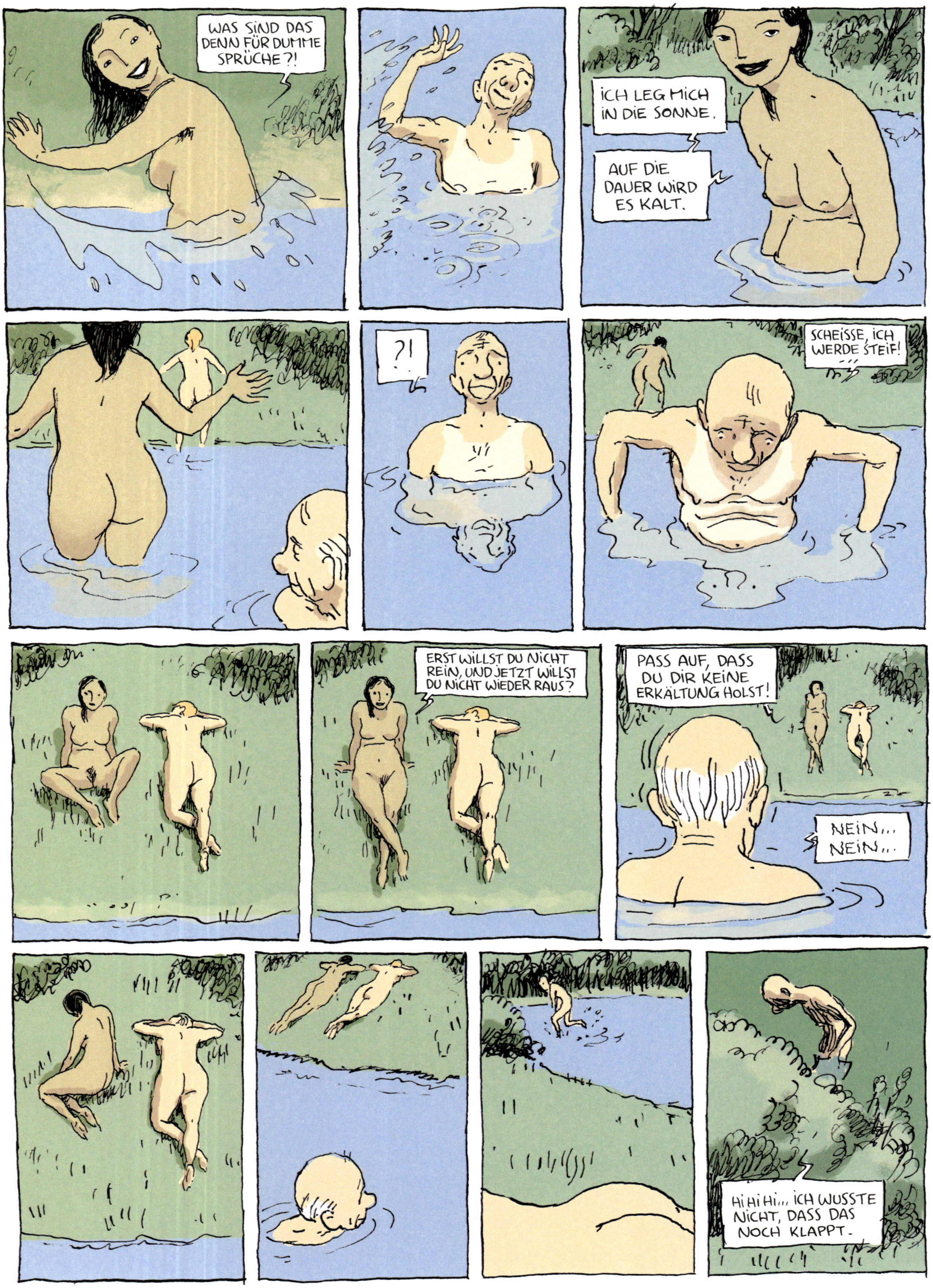

WAS SIND DAS DENN FÜR DUMME SPRÜCHE?!
ICH LEG MICH IN DIE SONNE.
AUF DIE DAUER WIRD ES KALT.
?!
SCHEISSE, ICH WERDE STEIF!
ERST WILLST DU NICHT REIN, UND JETZT WILLST DU NICHT WIEDER RAUS?
PASS AUF, DASS DU DIR KEINE ERKÄLTUNG HOLST!
NEIN... NEIN...
HiHiHi... ICH WUSSTE NICHT, DASS DAS NOCH KLAPPT.

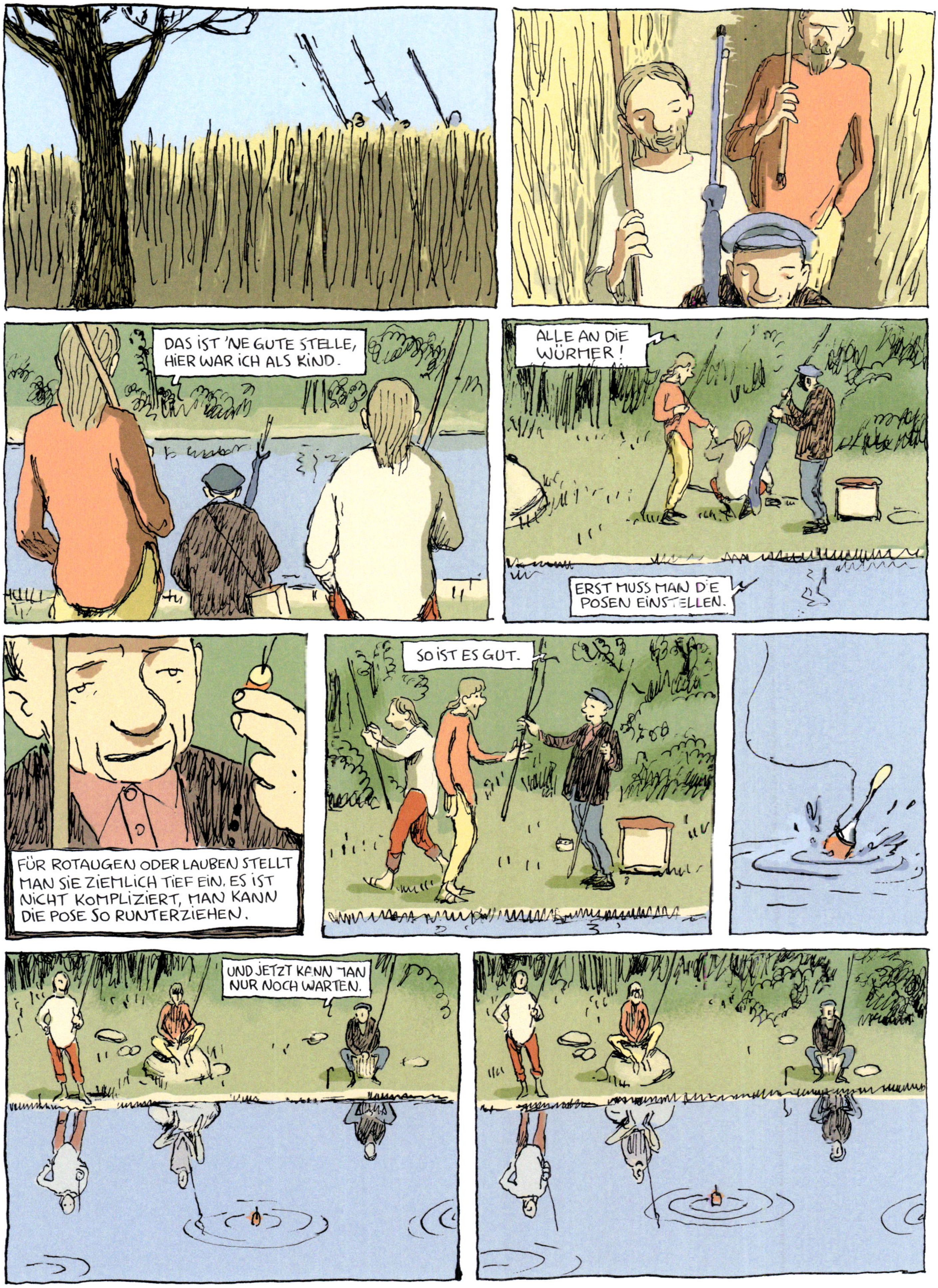

DAS IST 'NE GUTE STELLE, HIER WAR ICH ALS KIND.
ALLE AN DIE WÜRMER!
ERST MUSS MAN DIE POSEN EINSTELLEN.
FÜR ROTAUGEN ODER LAUBEN STELLT MAN SIE ZIEMLICH TIEF EIN. ES IST NICHT KOMPLIZIERT, MAN KANN DIE POSE SO RUNTERZIEHEN.
SO IST ES GUT.
UND JETZT KANN MAN NUR NOCH WARTEN.

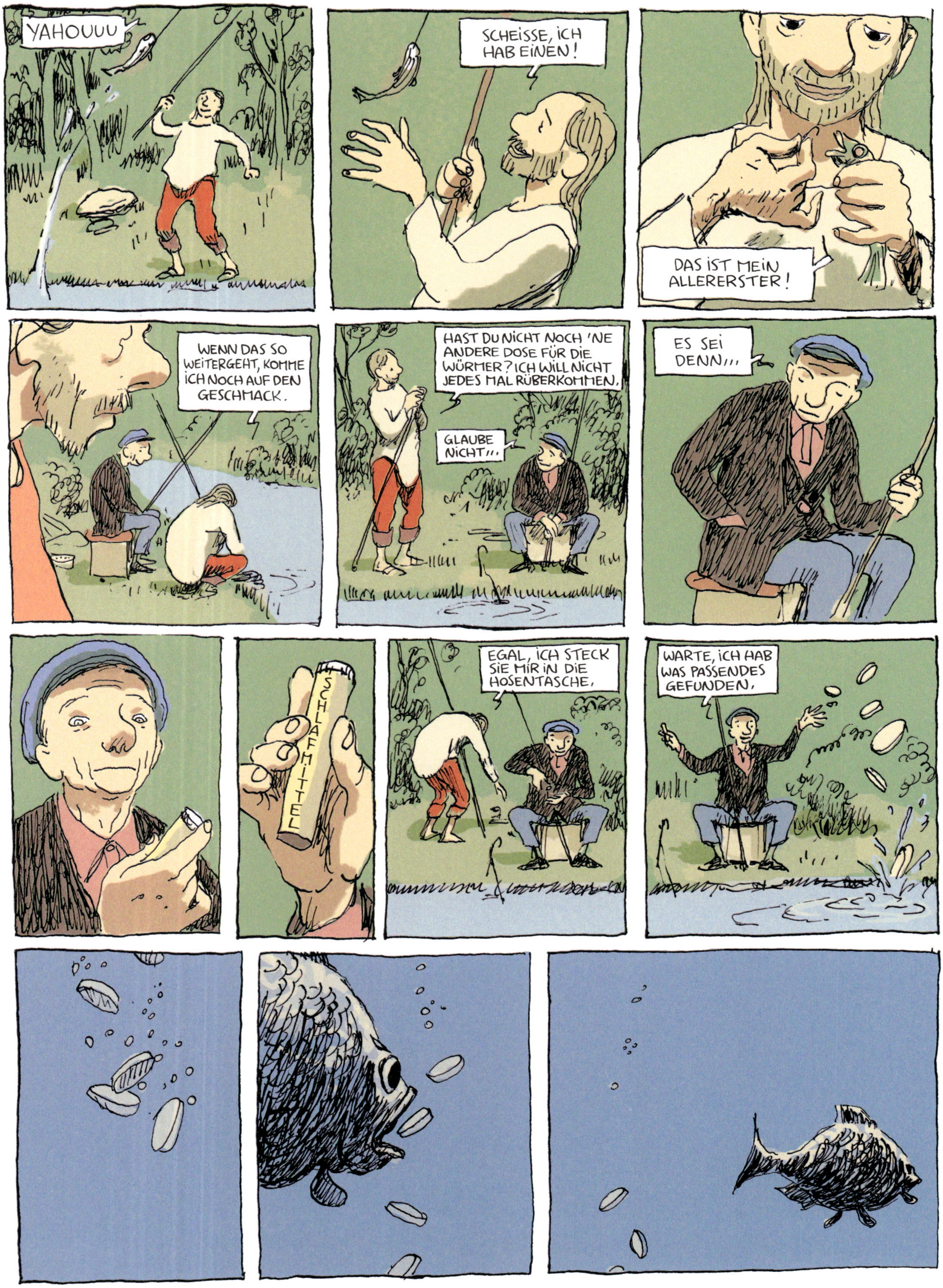
YAHOUUU
SCHEISSE, ICH HAB EINEN!
DAS IST MEIN ALLERERSTER!
WENN DAS SO WEITERGEHT, KOMME ICH NOCH AUF DEN GESCHMACK.
HAST DU NICHT NOCH 'NE ANDERE DOSE FÜR DIE WÜRMER? ICH WILL NICHT JEDES MAL RÜBERKOMMEN.
GLAUBE NICHT...
ES SEI DENN...
SCHLAFMITTEL
EGAL, ICH STECK SIE MIR IN DIE HOSENTASCHE.
WARTE, ICH HAB WAS PASSENDES GEFUNDEN.

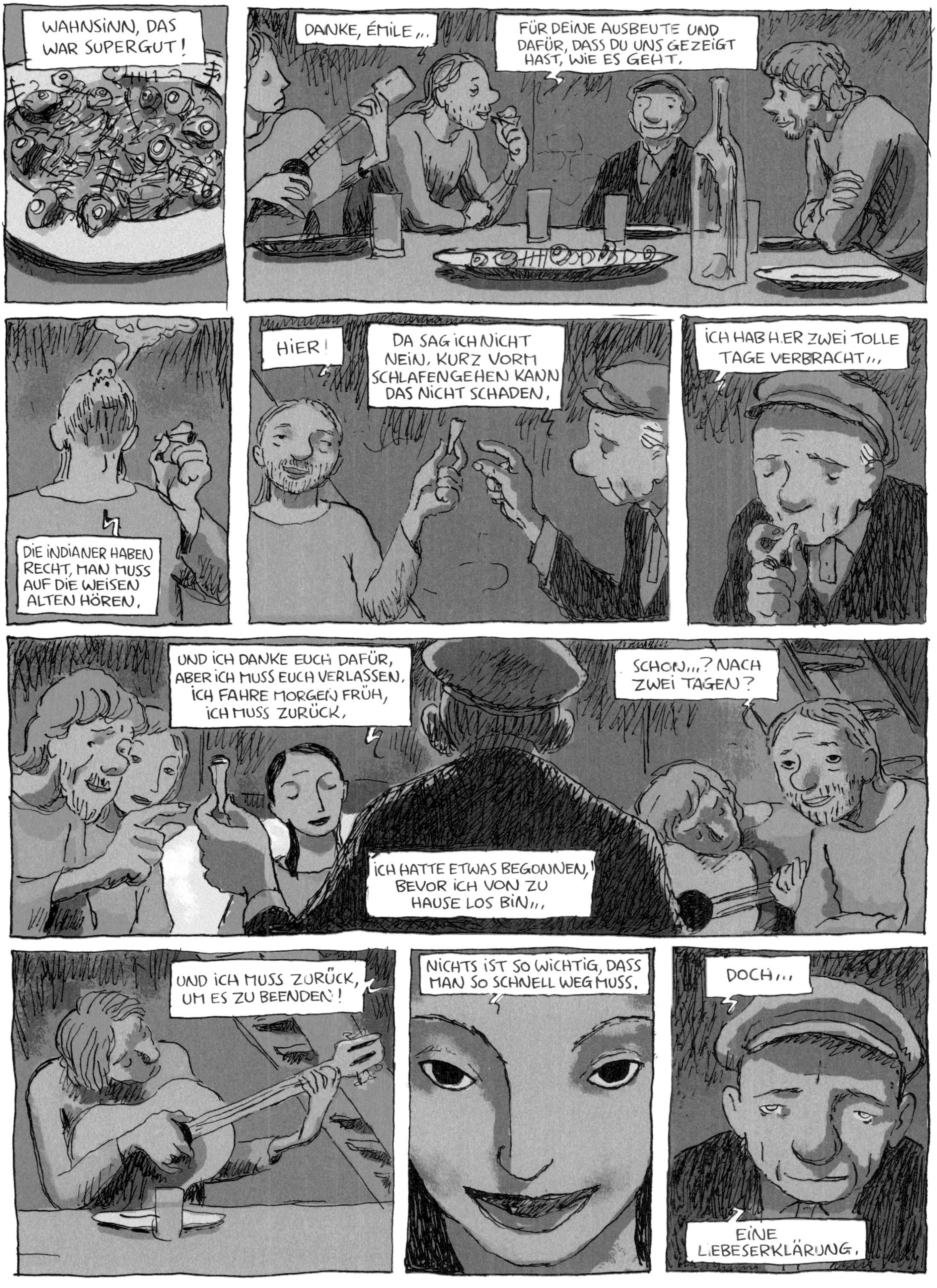
WAHNSINN, DAS WAR SUPERGUT!
DANKE, ÉMILE...
FÜR DEINE AUSBEUTE UND DAFÜR, DASS DU UNS GEZEIGT HAST, WIE ES GEHT.
DIE INDIANER HABEN RECHT, MAN MUSS AUF DIE WEISEN ALTEN HÖREN.
HIER!
DA SAG ICH NICHT NEIN. KURZ VORM SCHLAFENGEHEN KANN DAS NICHT SCHADEN.
ICH HAB HIER ZWEI TOLLE TAGE VERBRACHT...
UND ICH DANKE EUCH DAFÜR, ABER ICH MUSS EUCH VERLASSEN. ICH FAHRE MORGEN FRÜH, ICH MUSS ZURÜCK.
SCHON...? NACH ZWEI TAGEN?
ICH HATTE ETWAS BEGONNEN, BEVOR ICH VON ZU HAUSE LOS BIN...
UND ICH MUSS ZURÜCK, UM ES ZU BEENDEN!
NICHTS IST SO WICHTIG, DASS MAN SO SCHNELL WEG MUSS.
DOCH...
EINE LIEBESERKLÄRUNG.

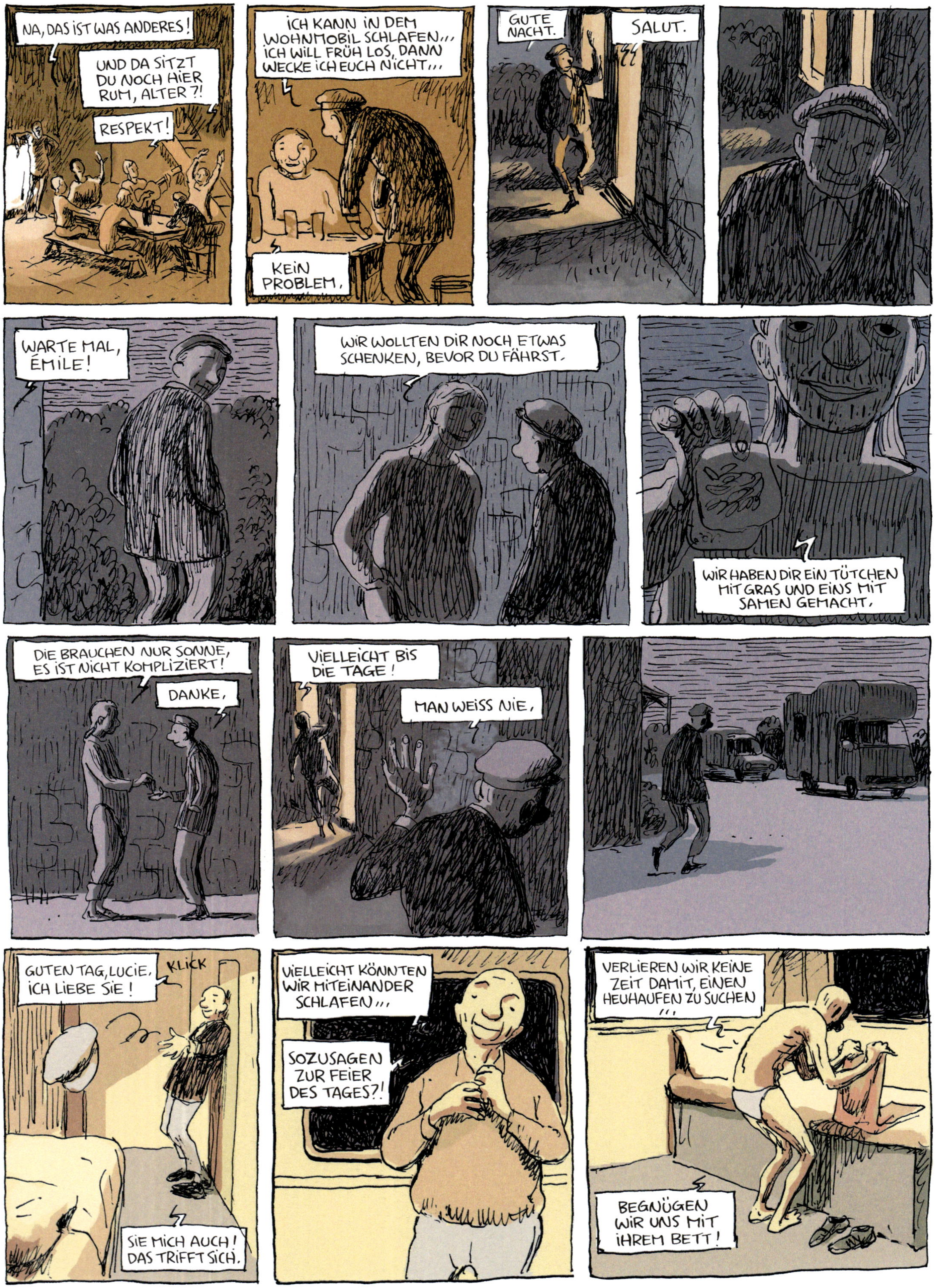
NA, DAS IST WAS ANDERES!
UND DA SITZT DU NOCH HIER RUM, ALTER?!
RESPEKT!
ICH KANN IN DEM WOHNMOBIL SCHLAFEN... ICH WILL FRÜH LOS, DANN WECKE ICH EUCH NICHT...
KEIN PROBLEM.
GUTE NACHT.
SALUT.
WARTE MAL, ÉMILE!
WIR WOLLTEN DIR NOCH ETWAS SCHENKEN, BEVOR DU FÄHRST.
WIR HABEN DIR EIN TÜTCHEN MIT GRAS UND EINS MIT SAMEN GEMACHT.
DIE BRAUCHEN NUR SONNE, ES IST NICHT KOMPLIZIERT!
DANKE.
VIELLEICHT BIS DIE TAGE!
MAN WEISS NIE.
GUTEN TAG, LUCIE. ICH LIEBE SIE!
KLICK
SIE MICH AUCH! DAS TRIFFT SICH.
VIELLEICHT KÖNNTEN WIR MITEINANDER SCHLAFEN...
SOZUSAGEN ZUR FEIER DES TAGES?!
VERLIEREN WIR KEINE ZEIT DAMIT, EINEN HEUHAUFEN ZU SUCHEN...
BEGNÜGEN WIR UNS MIT IHREM BETT!

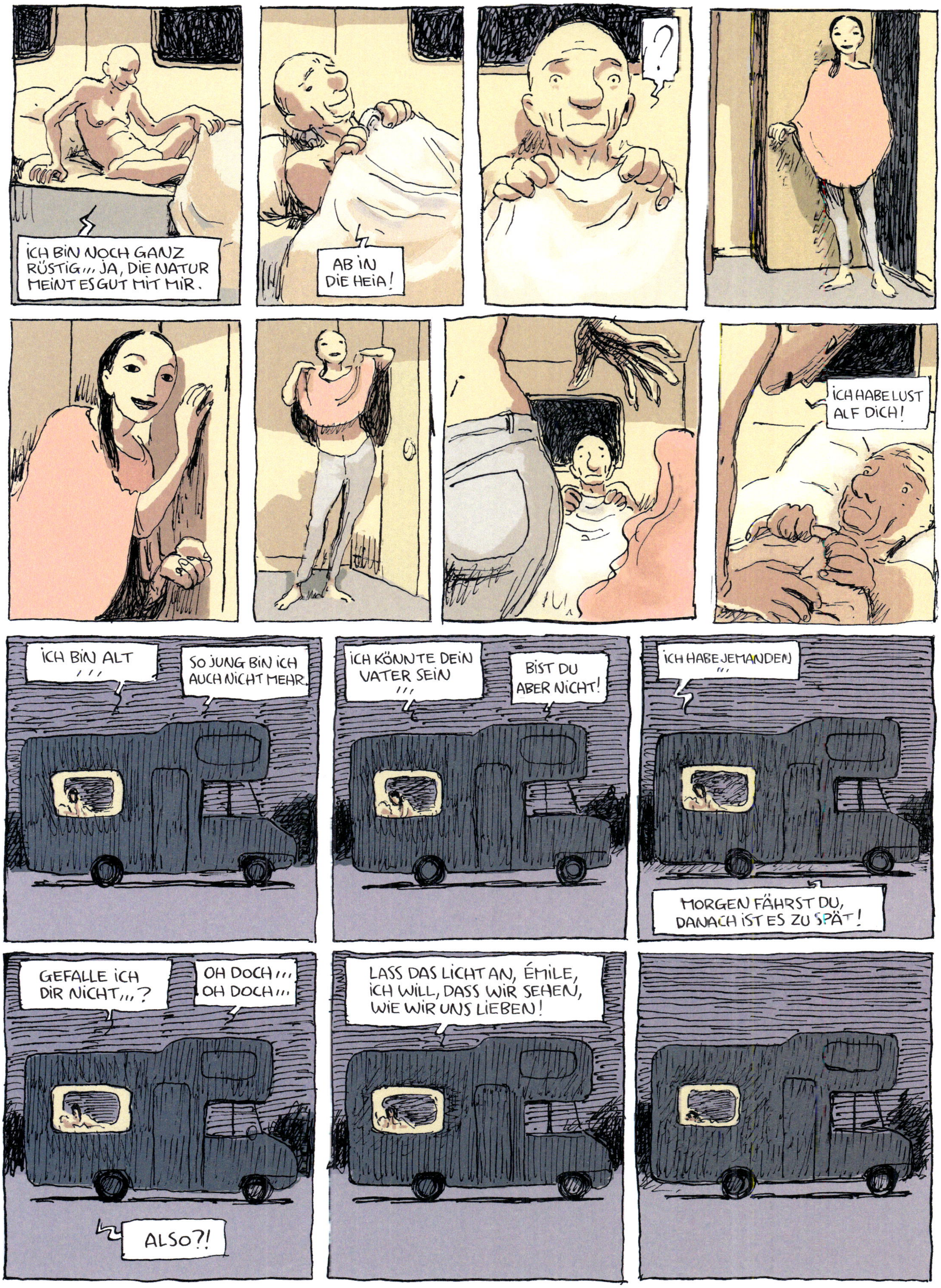
ICH BIN NOCH GANZ RÜSTIG,,, JA, DIE NATUR MEINT ES GUT MIT MIR.
AB IN DIE HEIA!
?
ICH HABE LUST ALF DICH!
ICH BIN ALT ,,,
SO JUNG BIN ICH AUCH NICHT MEHR
ICH KÖNNTE DEIN VATER SEIN ,,,
BIST DU ABER NICHT!
ICH HABE JEMANDEN ,,,
MORGEN FÄHRST DU, DANACH IST ES ZU SPÄT!
GEFALLE ICH DIR NICHT,,,?
OH DOCH,,, OH DOCH,,,
ALSO?!
LASS DAS LICHT AN, ÉMILE, ICH WILL, DASS WIR SEHEN, WIE WIR UNS LIEBEN!

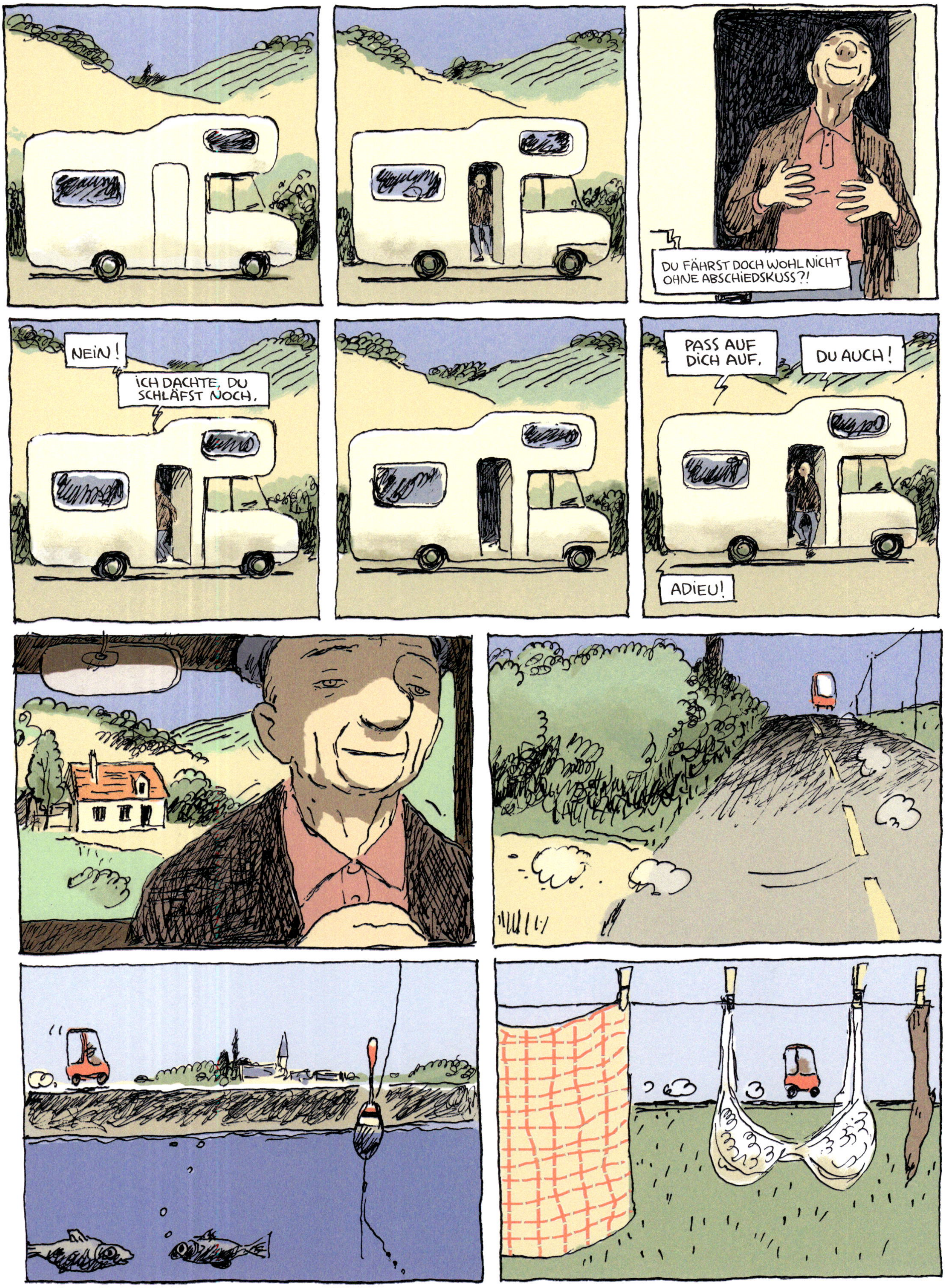
DU FÄHRST DOCH WOHL NICHT OHNE ABSCHIEDSKUSS?!
NEIN!
ICH DACHTE, DU SCHLÄFST NOCH.
PASS AUF DICH AUF.
DU AUCH!
ADIEU!

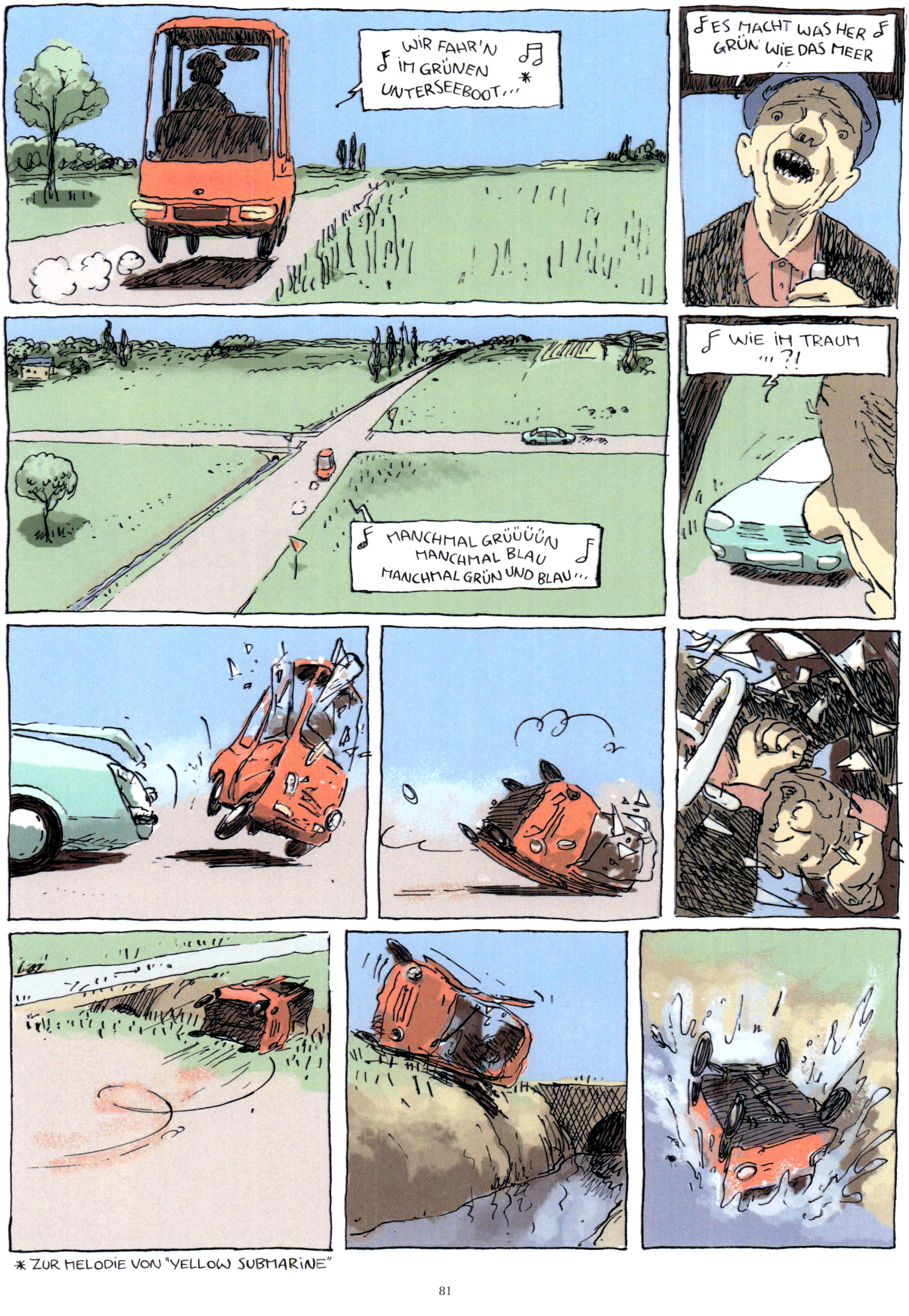

* ZUR MELODIE VON "YELLOW SUBMARINE"

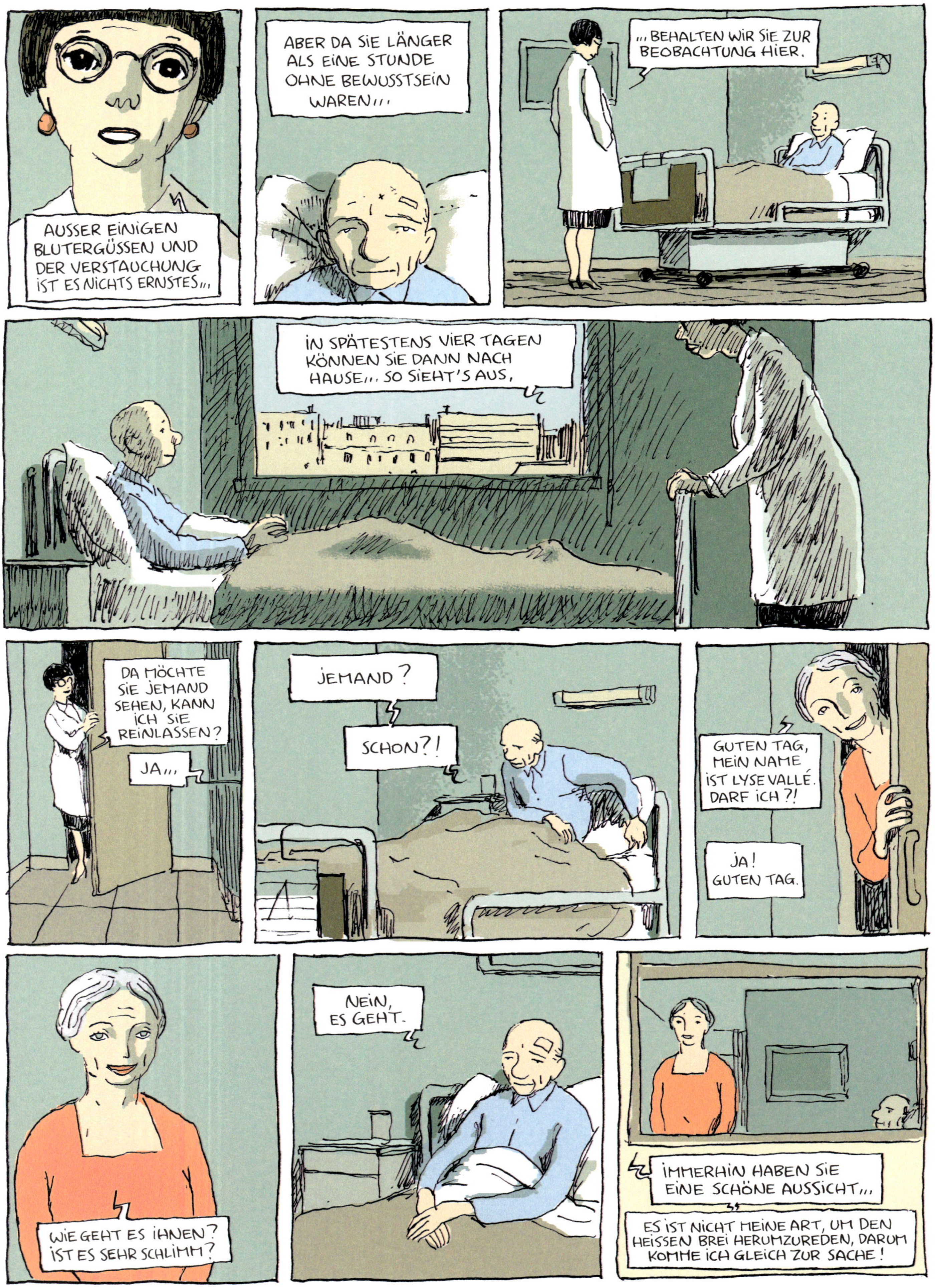
AUSSER EINIGEN BLUTERGÜSSEN UND DER VERSTAUCHUNG IST ES NICHTS ERNSTES...
ABER DA SIE LÄNGER ALS EINE STUNDE OHNE BEWUSSTSEIN WAREN...
... BEHALTEN WIR SIE ZUR BEOBACHTUNG HIER.
IN SPÄTESTENS VIER TAGEN KÖNNEN SIE DANN NACH HAUSE... SO SIEHT'S AUS.
DA MÖCHTE SIE JEMAND SEHEN, KANN ICH SIE REINLASSEN?
JA...
JEMAND?
SCHON?!
GUTEN TAG, MEIN NAME IST LYSE VALLÉ. DARF ICH?!
JA! GUTEN TAG.
WIE GEHT ES IHNEN? IST ES SEHR SCHLIMM?
NEIN, ES GEHT.
IMMERHIN HABEN SIE EINE SCHÖNE AUSSICHT...
ES IST NICHT MEINE ART, UM DEN HEISSEN BREI HERUMZUREDEN, DARUM KOMME ICH GLEICH ZUR SACHE!

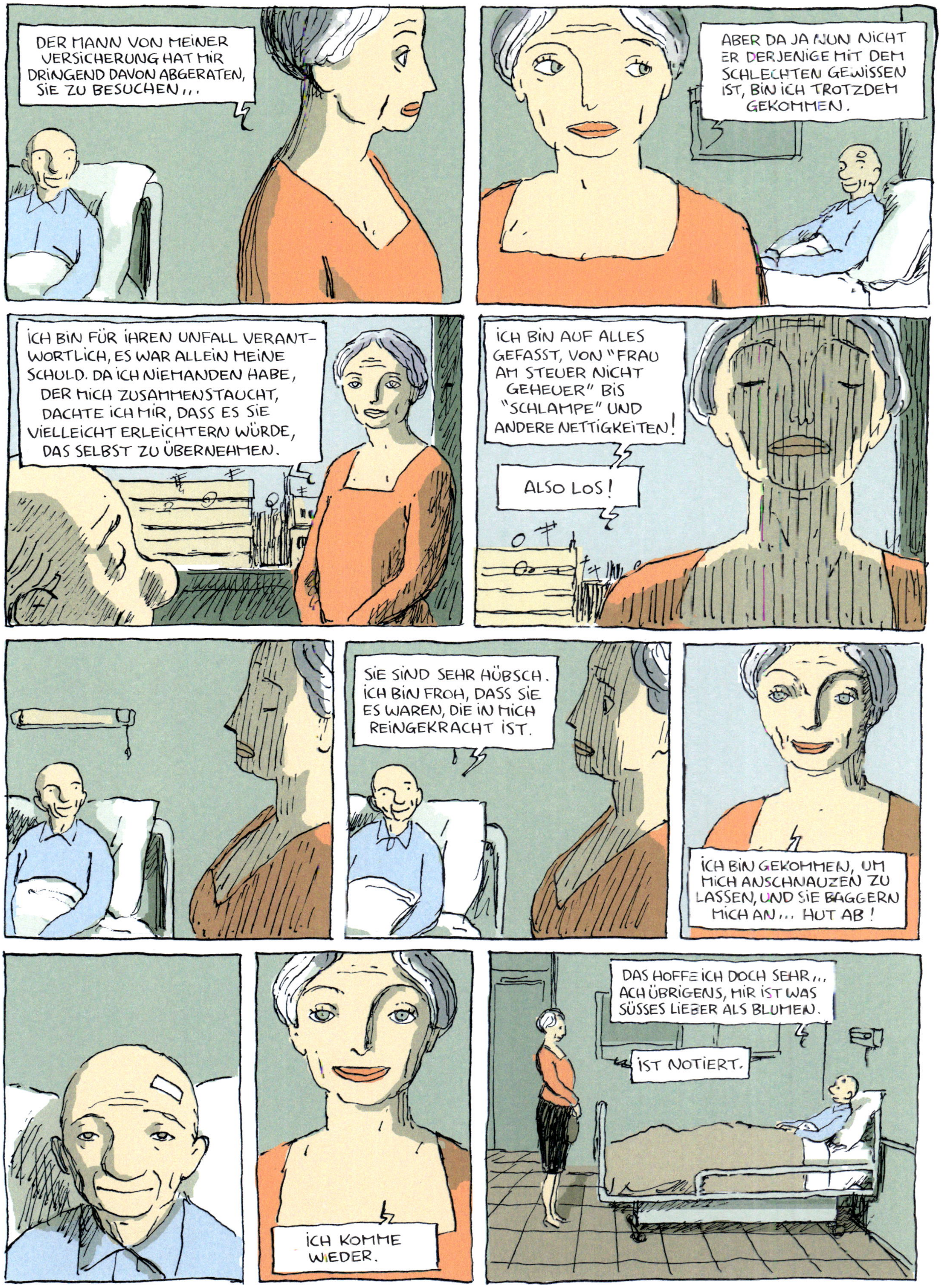
DER MANN VON MEINER VERSICHERUNG HAT MIR DRINGEND DAVON ABGERATEN, SIE ZU BESUCHEN...
ABER DA JA NUN NICHT ER DERJENIGE MIT DEM SCHLECHTEN GEWISSEN IST, BIN ICH TROTZDEM GEKOMMEN.
ICH BIN FÜR IHREN UNFALL VERANTWORTLICH, ES WAR ALLEIN MEINE SCHULD. DA ICH NIEMANDEN HABE, DER MICH ZUSAMMENSTAUCHT, DACHTE ICH MIR, DASS ES SIE VIELLEICHT ERLEICHTERN WÜRDE, DAS SELBST ZU ÜBERNEHMEN.
ICH BIN AUF ALLES GEFASST, VON "FRAU AM STEUER NICHT GEHEUER" BIS "SCHLAMPE" UND ANDERE NETTIGKEITEN!
ALSO LOS!
SIE SIND SEHR HÜBSCH. ICH BIN FROH, DASS SIE ES WAREN, DIE IN MICH REINGEKRACHT IST.
ICH BIN GEKOMMEN, UM MICH ANSCHNAUZEN ZU LASSEN, UND SIE BAGGERN MICH AN... HUT AB!
ICH KOMME WIEDER.
DAS HOFFE ICH DOCH SEHR... ACH ÜBRIGENS, MIR IST WAS SÜSSES LIEBER ALS BLUMEN.
IST NOTIERT.

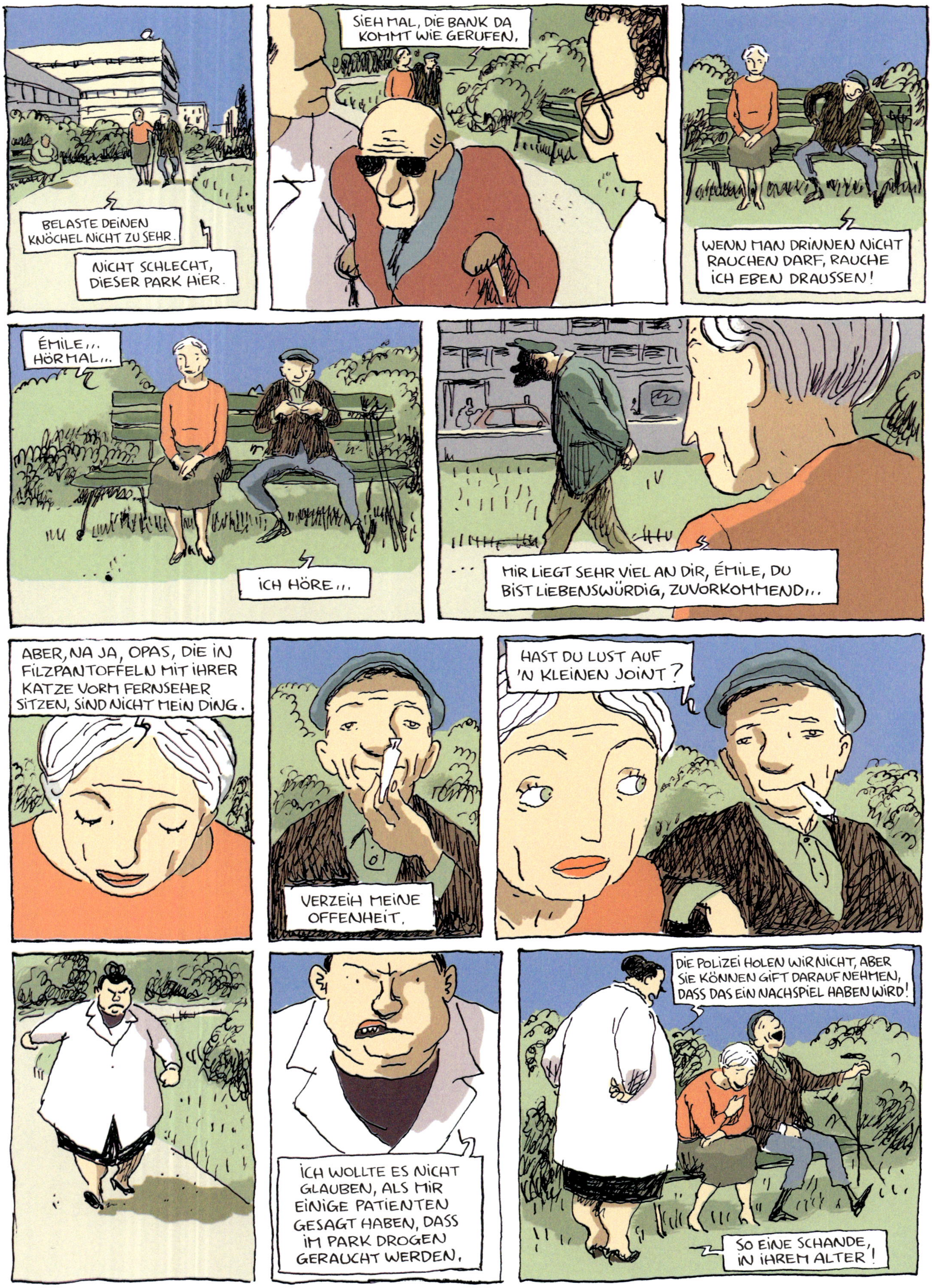

BELASTE DEINEN KNÖCHEL NICHT ZU SEHR.
NICHT SCHLECHT, DIESER PARK HIER.
SIEH MAL, DIE BANK DA KOMMT WIE GERUFEN.
WENN MAN DRINNEN NICHT RAUCHEN DARF, RAUCHE ICH EBEN DRAUSSEN!
ÉMILE... HÖR MAL...
ICH HÖRE...
... MIR LIEGT SEHR VIEL AN DIR, ÉMILE, DU BIST LIEBENSWÜRDIG, ZUVORKOMMEND...
ABER, NA JA, OPAS, DIE IN FILZPANTOFFELN MIT IHRER KATZE VORM FERNSEHER SITZEN, SIND NICHT MEIN DING.
VERZEIH MEINE OFFENHEIT.
HAST DU LUST AUF 'N KLEINEN JOINT?
ICH WOLLTE ES NICHT GLAUBEN, ALS MIR EINIGE PATIENTEN GESAGT HABEN, DASS IM PARK DROGEN GERAUCHT WERDEN.
DIE POLIZEI HOLEN WIR NICHT, ABER SIE KÖNNEN GIFT DARAUF NEHMEN, DASS DAS EIN NACHSPIEL HABEN WIRD!
SO EINE SCHANDE, IN IHREM ALTER!

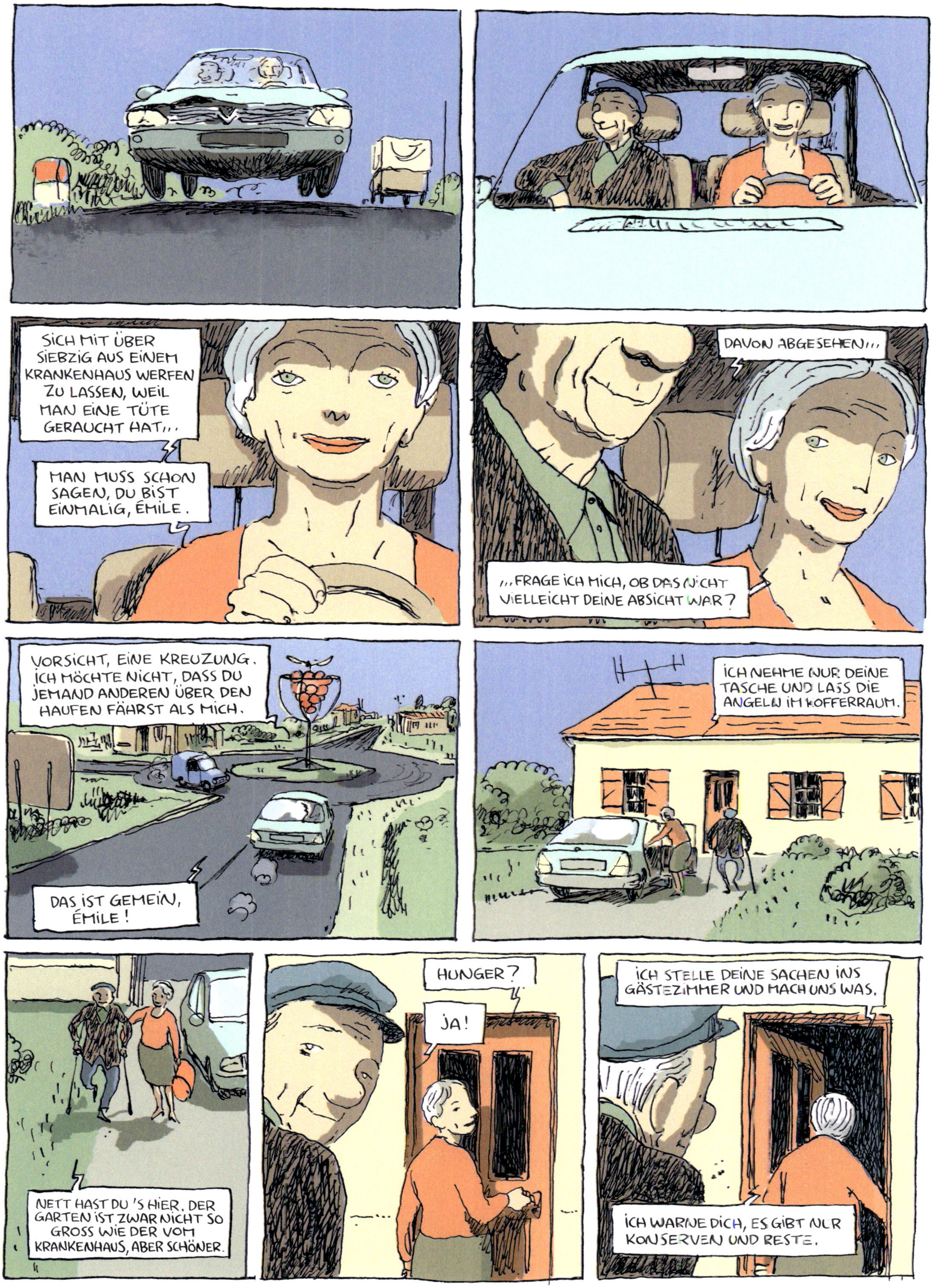
SICH MIT ÜBER SIEBZIG AUS EINEM KRANKENHAUS WERFEN ZU LASSEN, WEIL MAN EINE TÜTE GERAUCHT HAT...
MAN MUSS SCHON SAGEN, DU BIST EINMALIG, ÉMILE.
DAVON ABGESEHEN...
...FRAGE ICH MICH, OB DAS NICHT VIELLEICHT DEINE ABSICHT WAR?
VORSICHT, EINE KREUZUNG. ICH MÖCHTE NICHT, DASS DU JEMAND ANDEREN ÜBER DEN HAUFEN FÄHRST ALS MICH.
DAS IST GEMEIN, ÉMILE!
ICH NEHME NUR DEINE TASCHE UND LASS DIE ANGELN IM KOFFERRAUM.
NETT HAST DU'S HIER. DER GARTEN IST ZWAR NICHT SO GROSS WIE DER VOM KRANKENHAUS, ABER SCHÖNER.
HUNGER?
JA!
ICH STELLE DEINE SACHEN INS GÄSTEZIMMER UND MACH UNS WAS.
ICH WARNE DICH, ES GIBT NUR KONSERVEN UND RESTE.

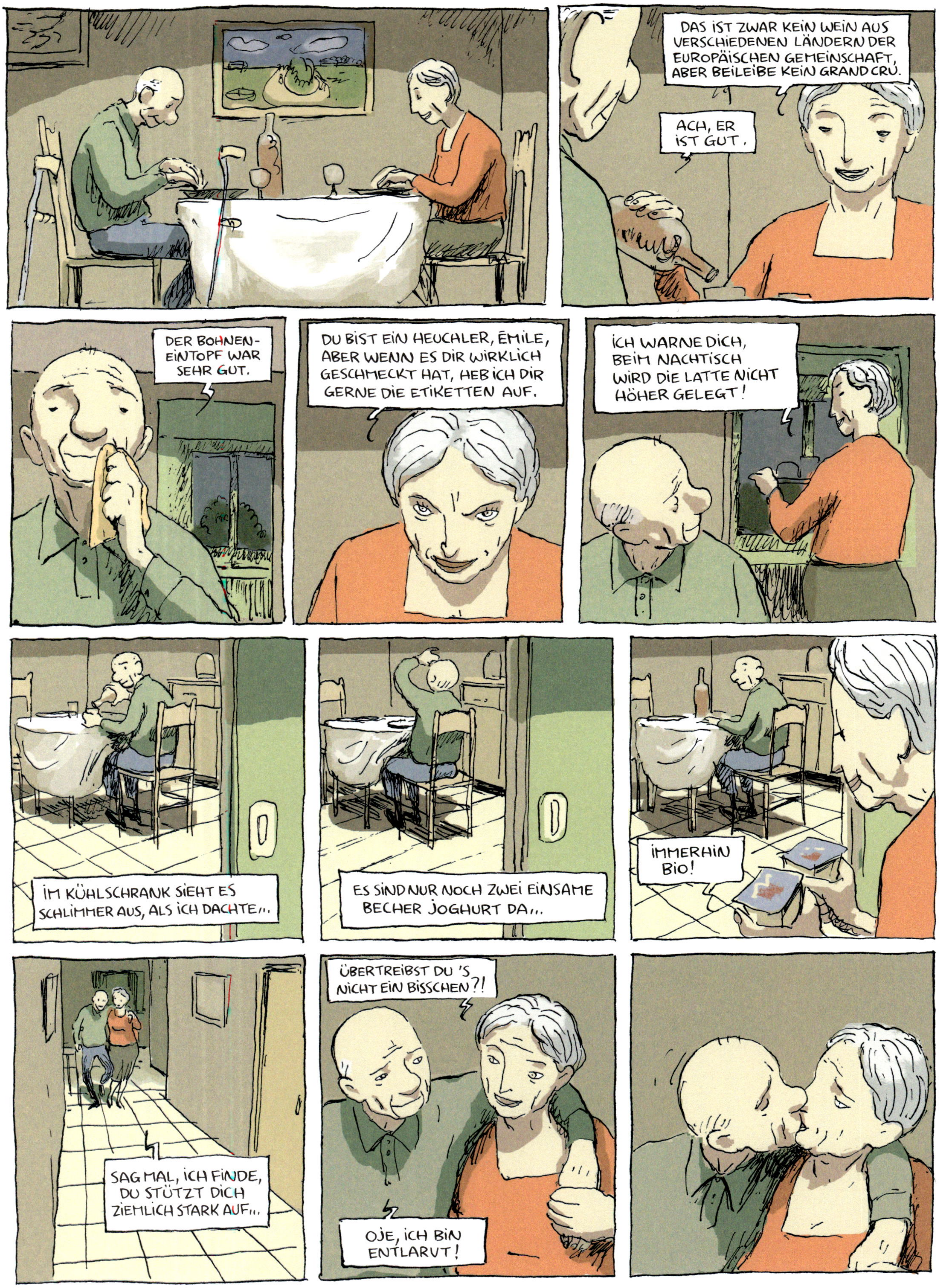
DAS IST ZWAR KEIN WEIN AUS VERSCHIEDENEN LÄNDERN DER EUROPÄISCHEN GEMEINSCHAFT, ABER BEILEIBE KEIN GRAND CRU.
ACH, ER IST GUT.
DER BOHNEN-EINTOPF WAR SEHR GUT.
DU BIST EIN HEUCHLER, ÉMILE, ABER WENN ES DIR WIRKLICH GESCHMECKT HAT, HEB ICH DIR GERNE DIE ETIKETTEN AUF.
ICH WARNE DICH, BEIM NACHTISCH WIRD DIE LATTE NICHT HÖHER GELEGT!
IM KÜHLSCHRANK SIEHT ES SCHLIMMER AUS, ALS ICH DACHTE...
ES SIND NUR NOCH ZWEI EINSAME BECHER JOGHURT DA...
IMMERHIN BIO!
SAG MAL, ICH FINDE, DU STÜTZT DICH ZIEMLICH STARK AUF...
ÜBERTREIBST DU 'S NICHT EIN BISSCHEN?!
OJE, ICH BIN ENTLARVT!

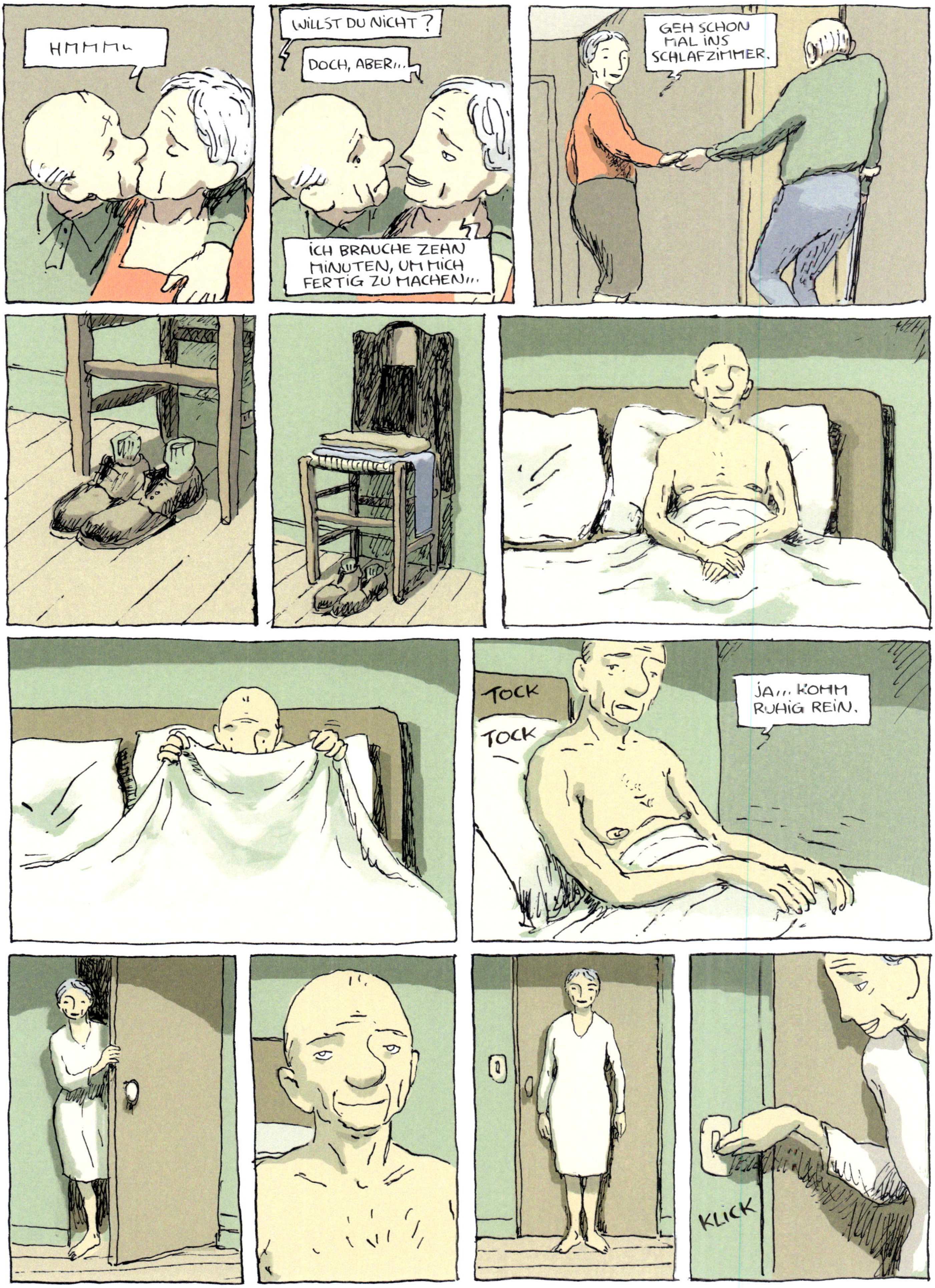
HMMM...
WILLST DU NICHT?
DOCH, ABER...
ICH BRAUCHE ZEHN MINUTEN, UM MICH FERTIG ZU MACHEN...
GEH SCHON MAL INS SCHLAFZIMMER.
TOCK
TOCK
JA... KOMM RUHIG REIN.
KLICK

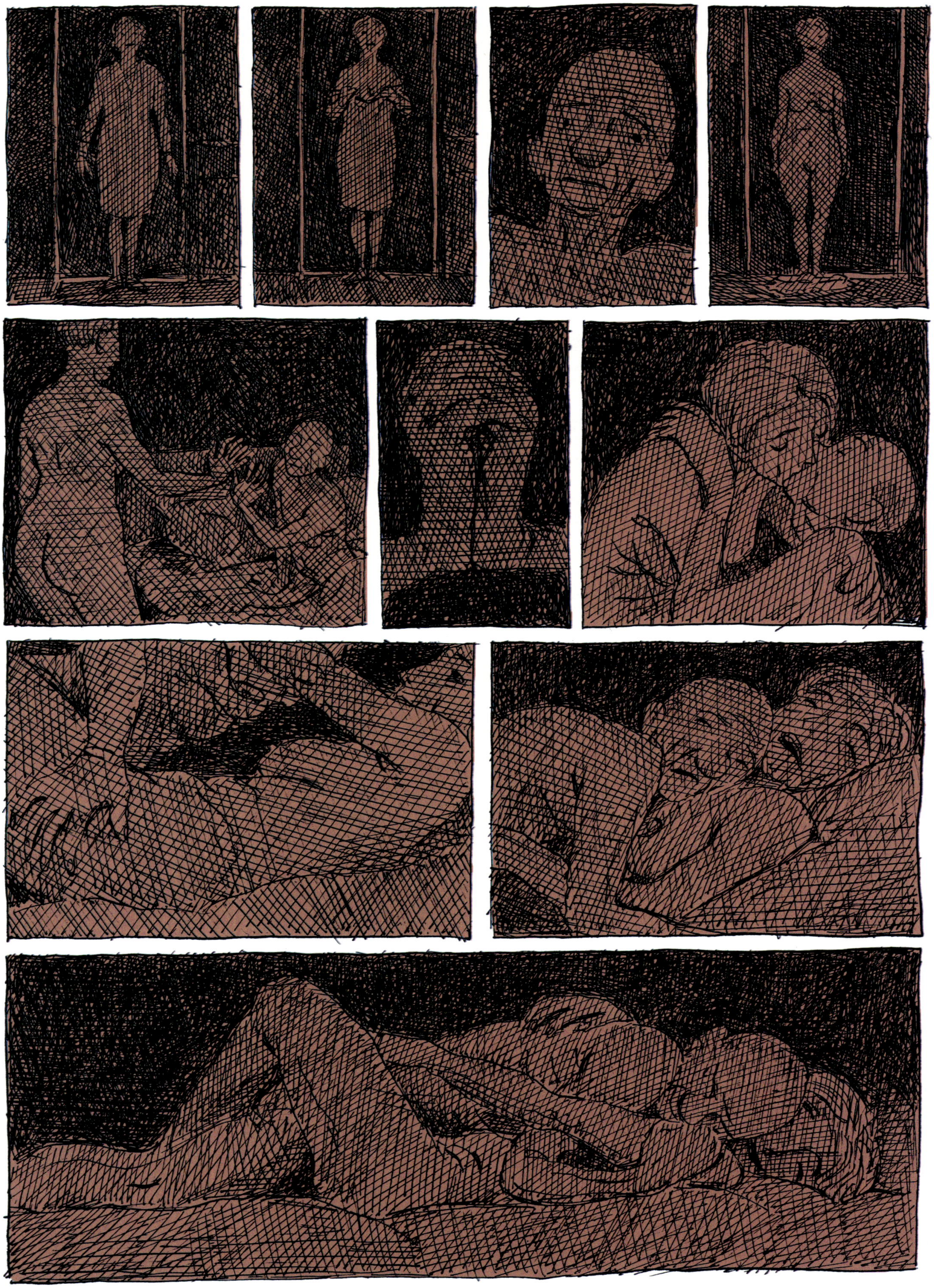

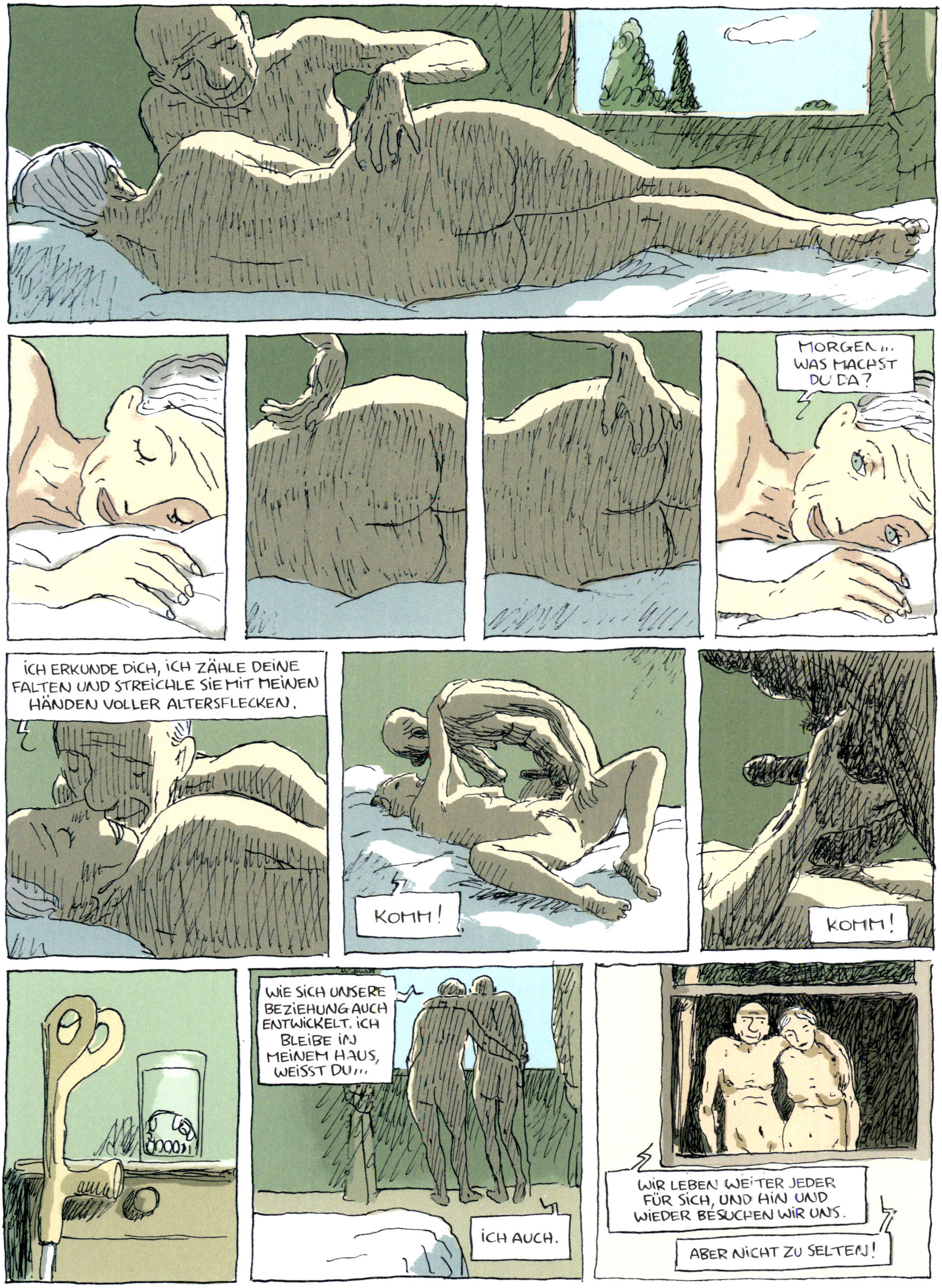
MORGEN... WAS MACHST DU DA?
ICH ERKUNDE DICH, ICH ZÄHLE DEINE FALTEN UND STREICHLE SIE MIT MEINEN HÄNDEN VOLLER ALTERSFLECKEN.
KOMM!
KOMM!
WIE SICH UNSERE BEZIEHUNG AUCH ENTWICKELT, ICH BLEIBE IN MEINEM HAUS, WEISST DU...
ICH AUCH.
WIR LEBEN WEITER JEDER FÜR SICH, UND HIN UND WIEDER BESUCHEN WIR UNS.
ABER NICHT ZU SELTEN!

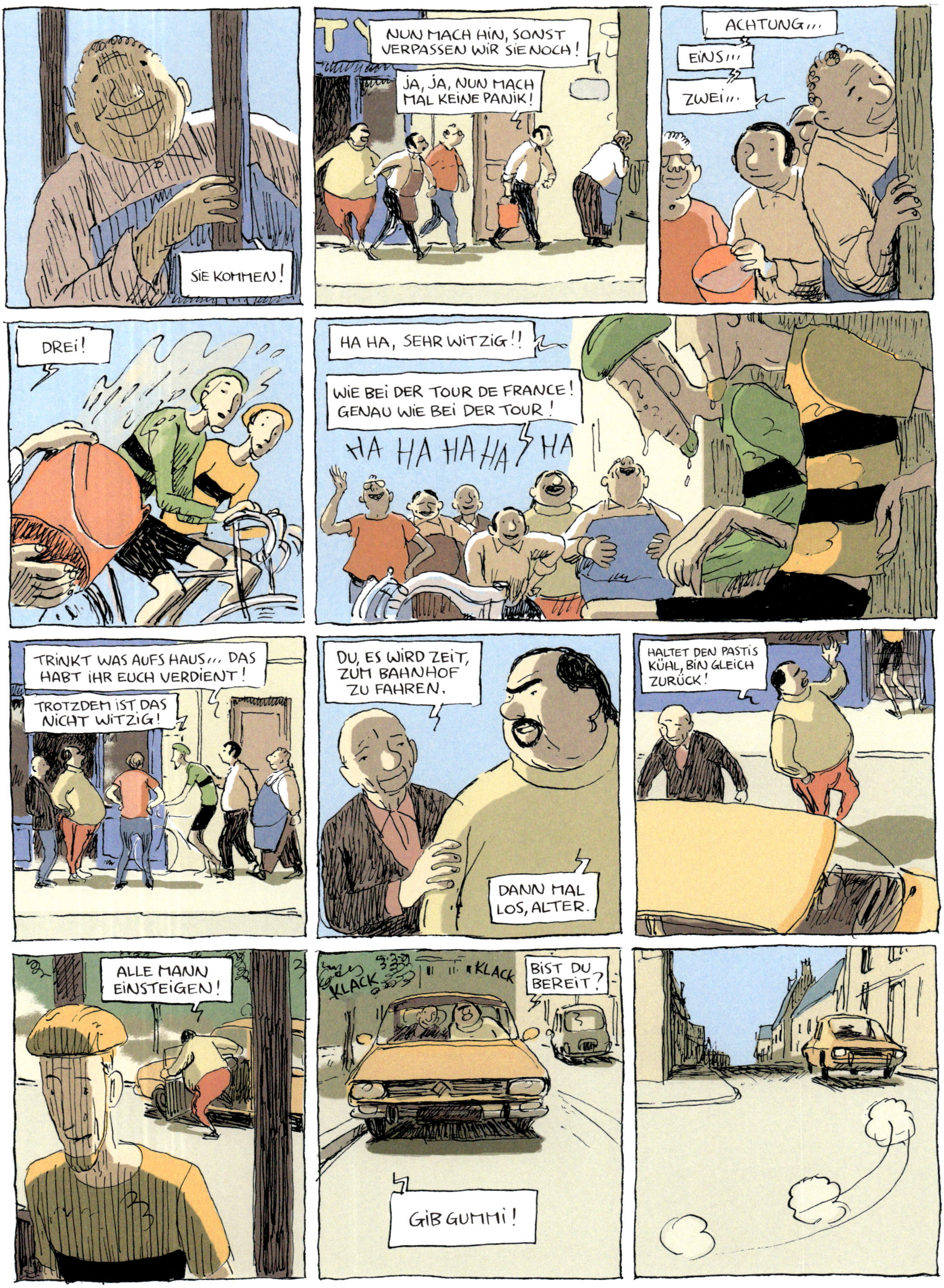
SIE KOMMEN!
NUN MACH HIN, SONST VERPASSEN WIR SIE NOCH!
JA, JA, NUN MACH MAL KEINE PANIK!
ACHTUNG...
EINS...
ZWEI...
DREI!
HA HA, SEHR WITZIG!!
WIE BEI DER TOUR DE FRANCE! GENAU WIE BEI DER TOUR!
HA HA HA HA HA
TRINKT WAS AUFS HAUS... DAS HABT IHR EUCH VERDIENT!
TROTZDEM IST DAS NICHT WITZIG!
DU, ES WIRD ZEIT, ZUM BAHNHOF ZU FAHREN.
DANN MAL LOS, ALTER.
HALTET DEN PASTIS KÜHL, BIN GLEICH ZURÜCK!
ALLE MANN EINSTEIGEN!
KLACK
KLACK
BIST DU BEREIT?
GIB GUMMI!

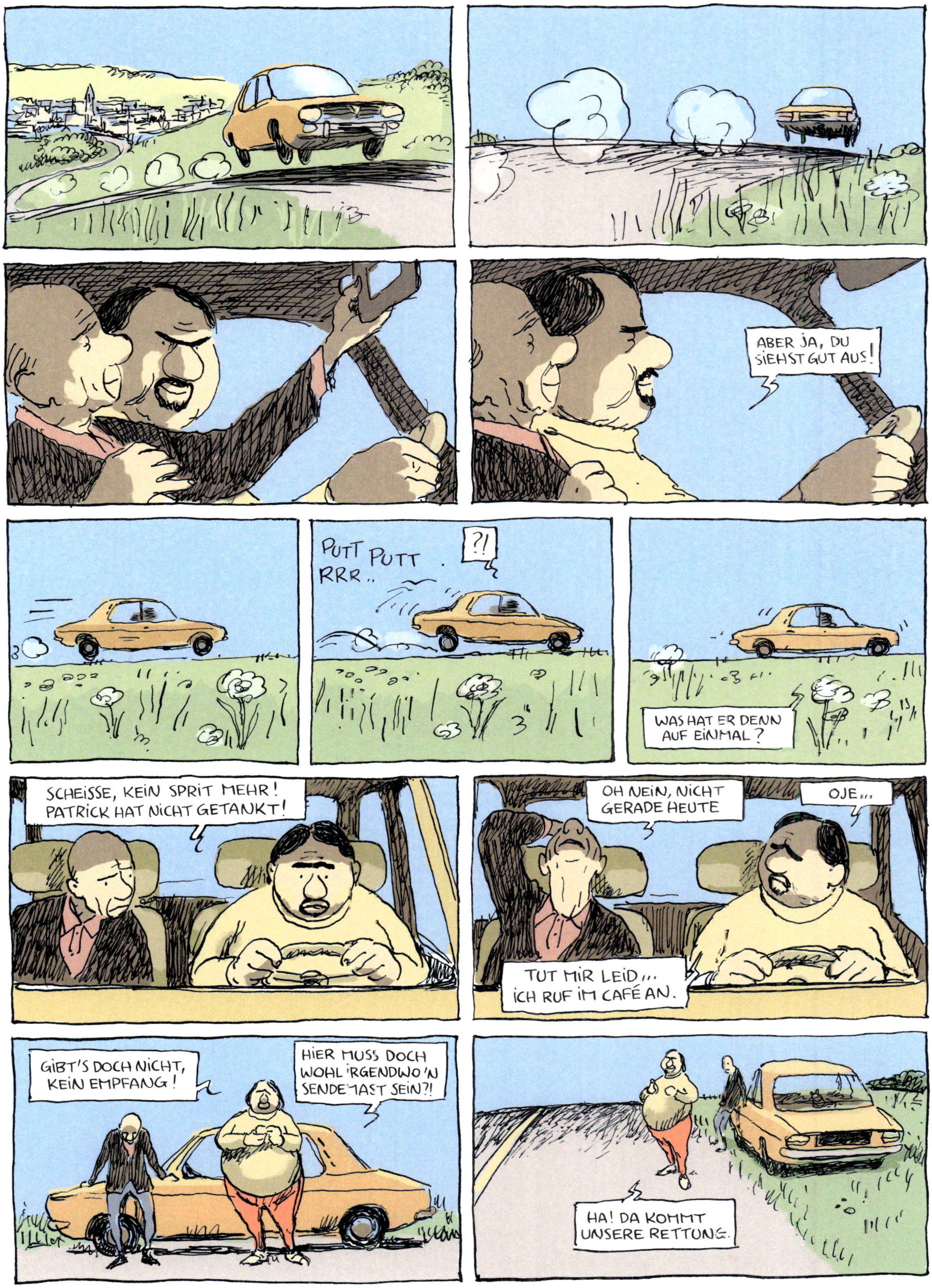
ABER JA, DU SIEHST GUT AUS!
PUTT PUTT RRR..
?!
WAS HAT ER DENN AUF EINMAL?
SCHEISSE, KEIN SPRIT MEHR! PATRICK HAT NICHT GETANKT!
OH NEIN, NICHT GERADE HEUTE
OJE...
TUT MIR LEID... ICH RUF IM CAFÉ AN.
GIBT'S DOCH NICHT, KEIN EMPFANG!
HIER MUSS DOCH WOHL IRGENDWO'N SENDEMAST SEIN?!
HA! DA KOMMT UNSERE RETTUNG.

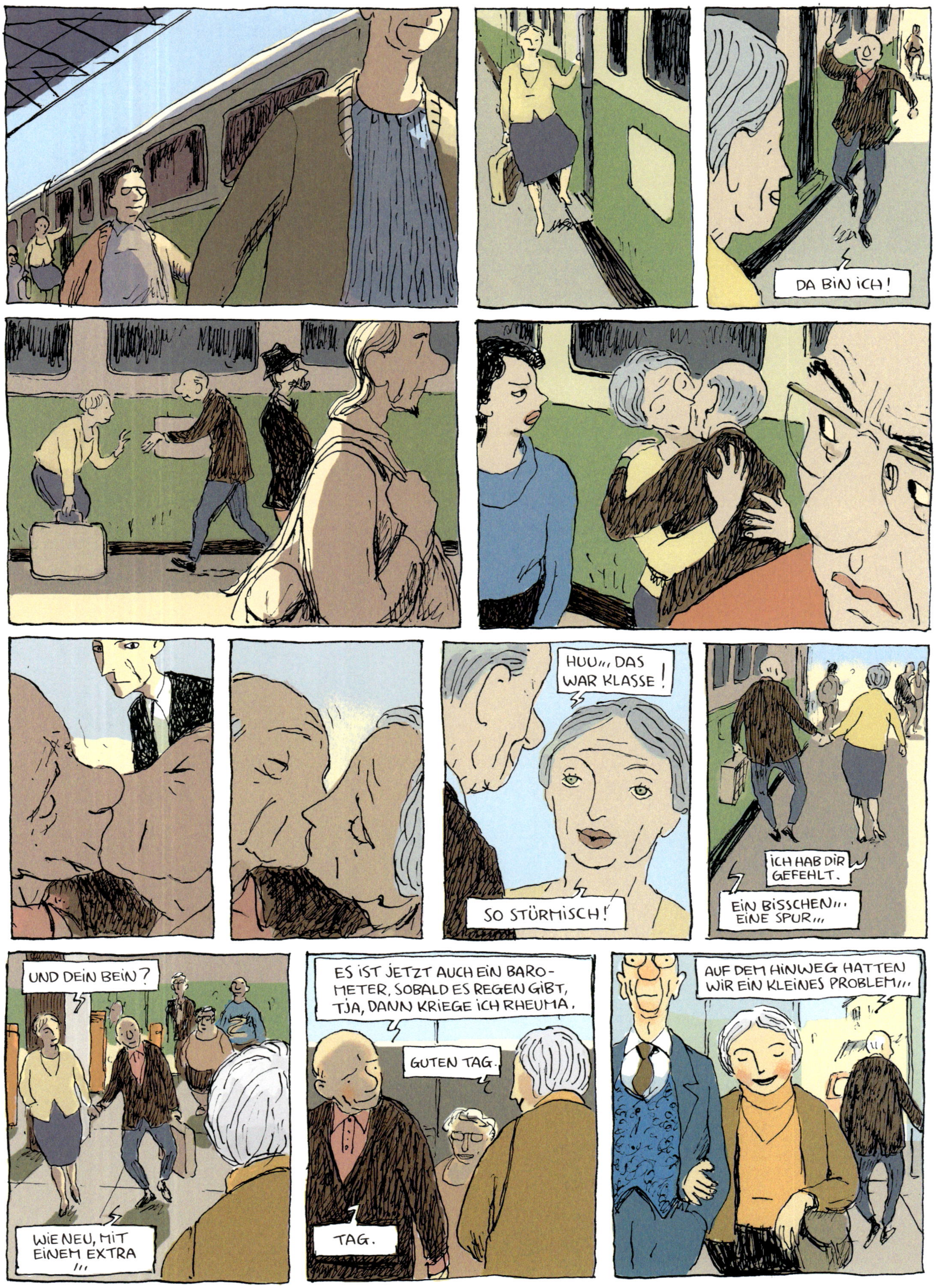
DA BIN ICH!
HUU... DAS WAR KLASSE!
SO STÜRMISCH!
ICH HAB DIR GEFEHLT.
EIN BISSCHEN... EINE SPUR...
UND DEIN BEIN?
WIE NEU, MIT EINEM EXTRA ...
ES IST JETZT AUCH EIN BAROMETER, SOBALD ES REGEN GIBT, TJA, DANN KRIEGE ICH RHEUMA.
GUTEN TAG.
TAG.
AUF DEM HINWEG HATTEN WIR EIN KLEINES PROBLEM...

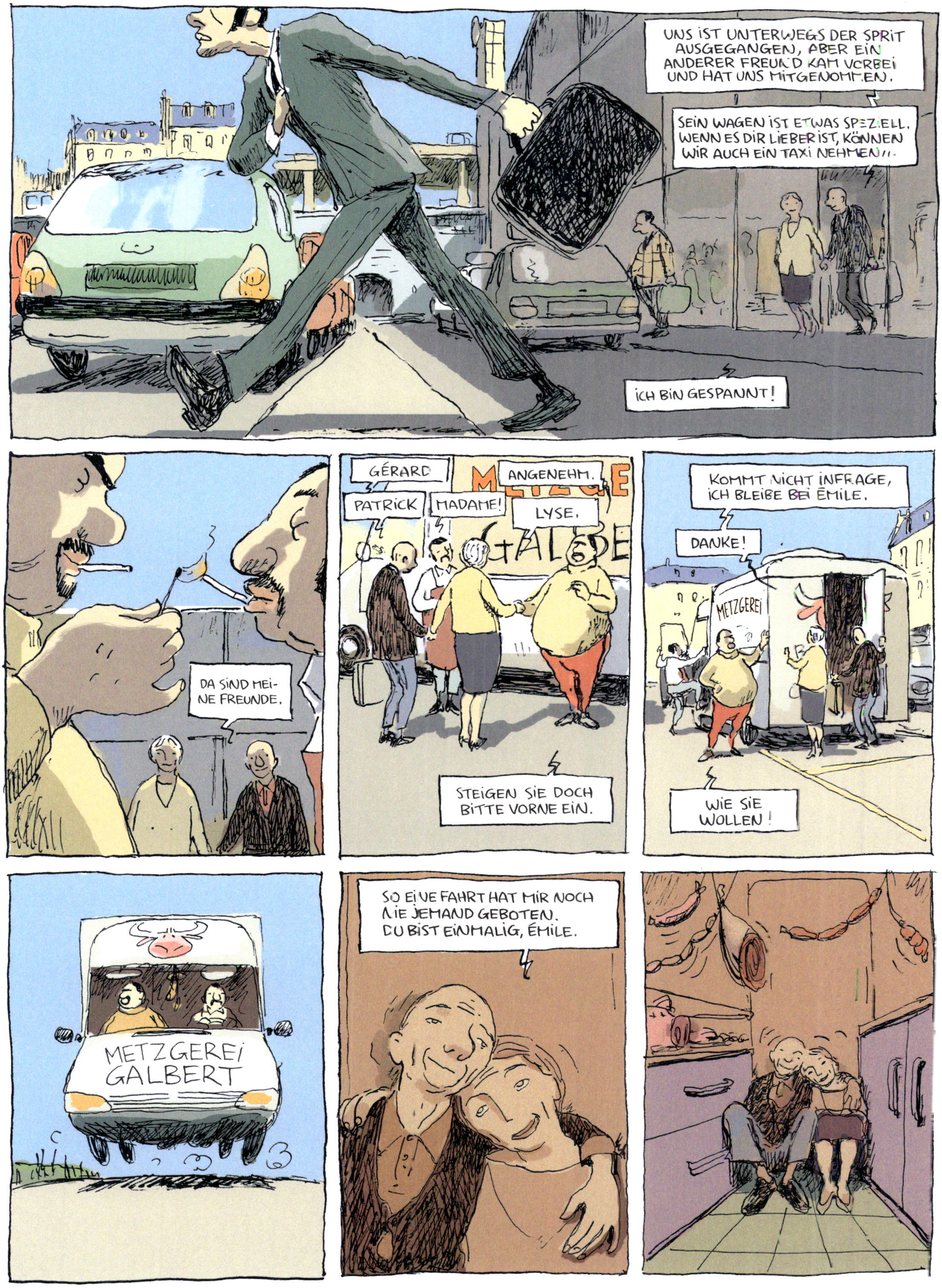
UNS IST UNTERWEGS DER SPRIT AUSGEGANGEN, ABER EIN ANDERER FREUND KAM VORBEI UND HAT UNS MITGENOMMEN.
SEIN WAGEN IST ETWAS SPEZIELL. WENN ES DIR LIEBER IST, KÖNNEN WIR AUCH EIN TAXI NEHMEN...
ICH BIN GESPANNT!
DA SIND MEI-NE FREUNDE.
GÉRARD
PATRICK
MADAME!
ANGENEHM.
LYSE.
METZGE
STEIGEN SIE DOCH BITTE VORNE EIN.
KOMMT NICHT INFRAGE, ICH BLEIBE BEI ÉMILE.
DANKE!
METZGEREI
WIE SIE WOLLEN!
METZGEREI GALBERT
SO EINE FAHRT HAT MIR NOCH NIE JEMAND GEBOTEN. DU BIST EINMALIG, ÉMILE.

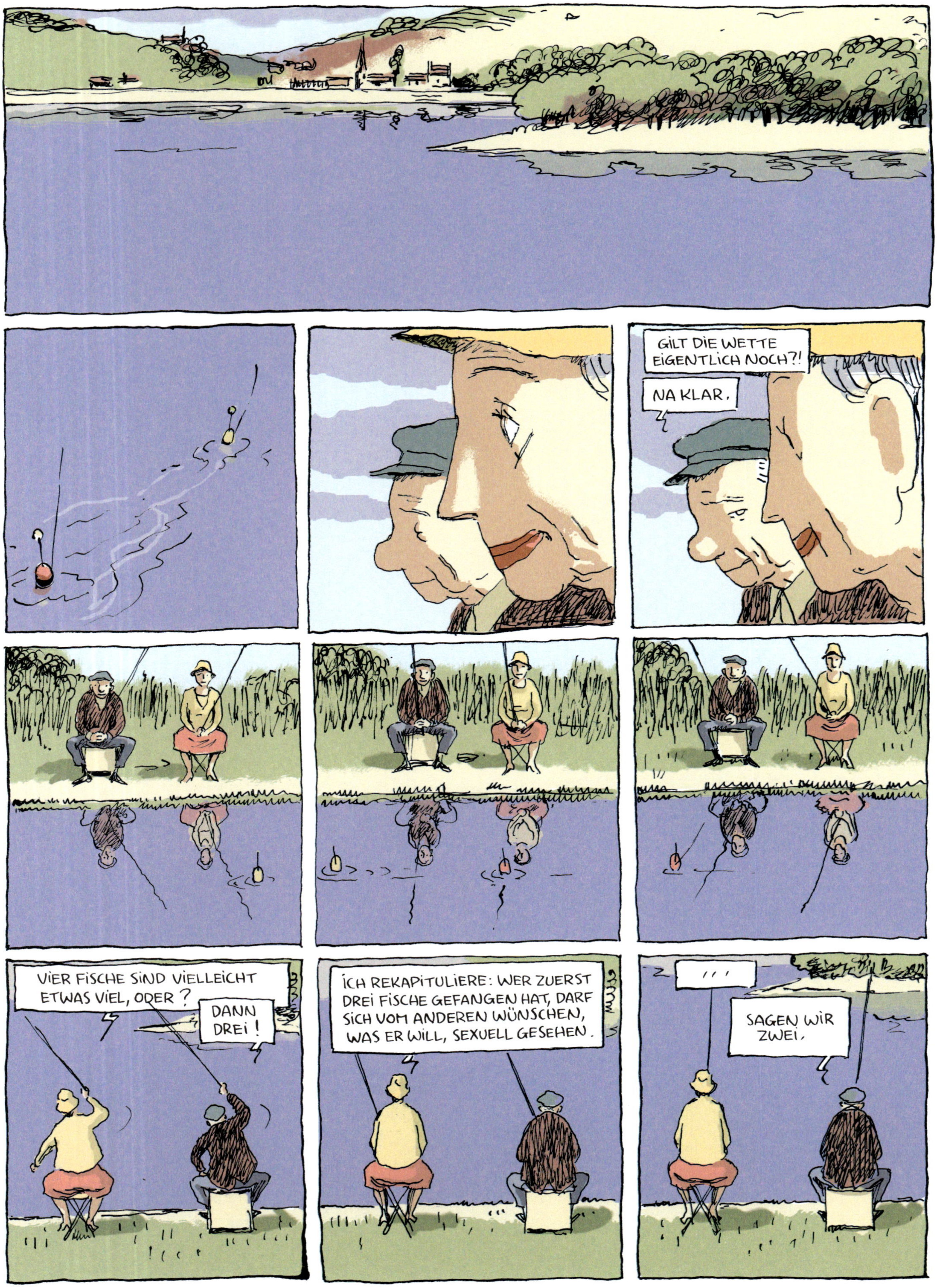
GILT DIE WETTE EIGENTLICH NOCH?!
NA KLAR.
VIER FISCHE SIND VIELLEICHT ETWAS VIEL, ODER ?
DANN DREI !
ICH REKAPITULIERE: WER ZUERST DREI FISCHE GEFANGEN HAT, DARF SICH VOM ANDEREN WÜNSCHEN, WAS ER WILL, SEXUELL GESEHEN.
...
SAGEN WIR ZWEI.

Aus dem Französischen von Kai Wilksen
Redaktion: Heike Drescher
Lettering: Céline Merrien

REPRODUKT
Bülowstr. 52/Aufgang 5
10783 Berlin

Originally published in France by Futuropolis, SARL Gallisol,
5, Rue Sébastien Bottin, 75007 Paris.
Published by arrangement with Sylvain Coissard Agency.
Herausgeber: Dirk Rehm
ISBN 978-3-941099-21-0
Herstellung: Minou Zaribaf
Druck: Drogowiec-PL, Kielce, Polen

Erste Auflage: Oktober 2009

www.reprodukt.com